医師が実践する

超・食事術

エビデンスのある食習慣のススメ

稲島 司 医師・医学博士／Tsukasa Inajima

冬樹舎

第4章

アブラを総括する

カラダに良いもの、キケンなものはどれ？

第5章

アンチエイジング食のブレない6つのキホン

医学的に証明されている食べ方

第７章

その食べ方やめる？　続ける？
——○（効く）か、×（キケン）か、△（ただのムダ）か

はじめに

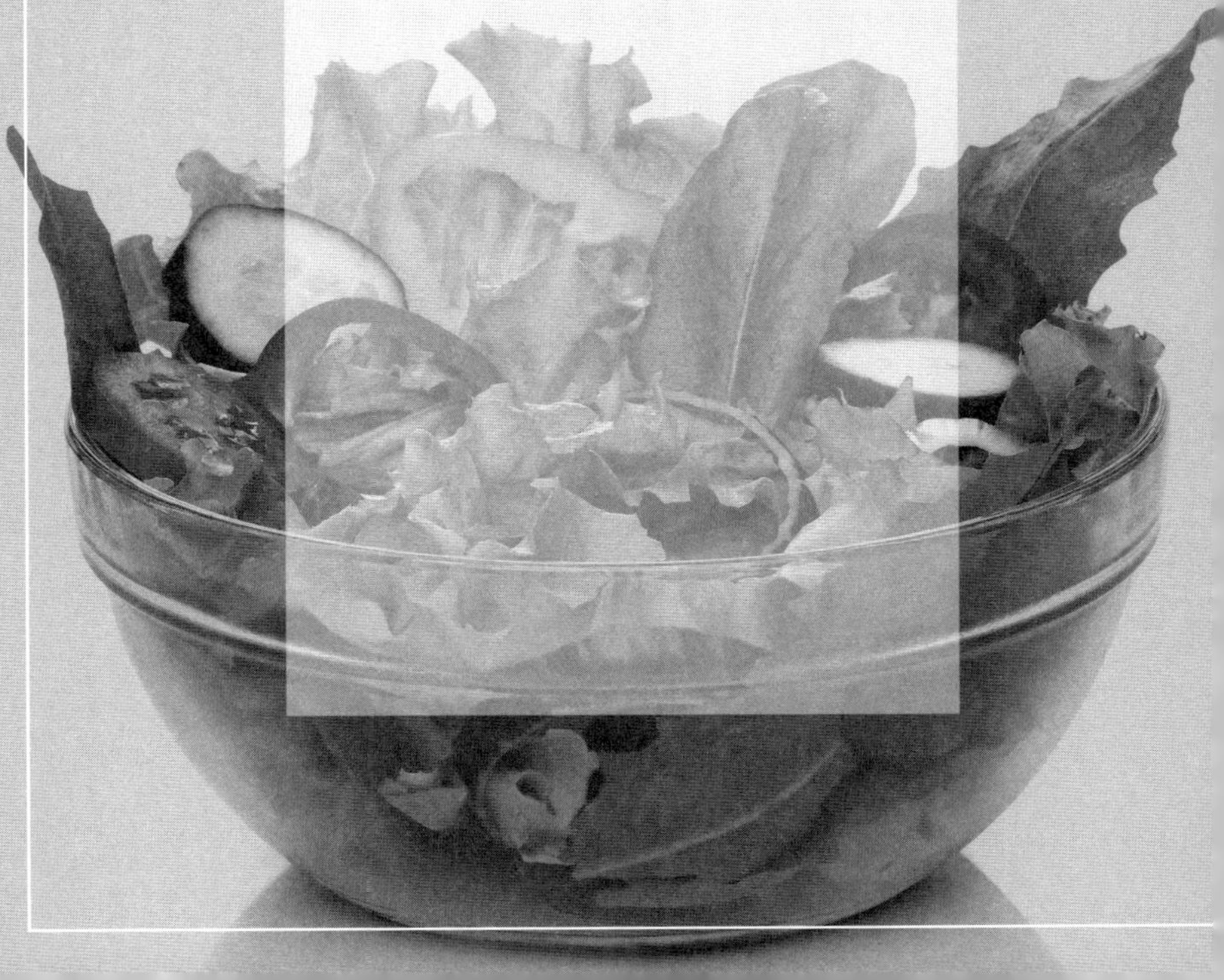

朝食はどんぶり1杯の野菜

私の食事は朝、どんぶり一杯程度の野菜を摂ることから始まります。朝食はサラダ1品です。

もちろん夜は飲みに出かけたり、好きなものをお腹いっぱい食べてしまうこともありますが、パンやラーメンなどの小麦製品を抜いたうえに、これから紹介するような科学的・統計学的に「効果」が期待される食事の原則をできるだけ守るようにしています。

おかげで、学生の頃に悩まされていたアトピー性皮膚炎はすっかり出なくなり、また今年で42歳ですが、血管年齢は30代前半を維持できています。

絶対に、とは言い切れませんが、将来の脳卒中・心筋梗塞・がん・認知症などのリスクはとても低く抑えられていると思います。

こういった日々の食事は、科学的に調査されたデータに基づいて考えています。データに基づくと言っても、難しいことはありません。

結論はとてもシンプルです。

本書は、現在入手できる確かな医学・科学の情報のみに基づいており、本文には大量の論文を引用していますので、参考にしてください。

就職できない人の3つの条件

海外を中心とした一部の企業では、次のような条件の人は就職できないと言われている、と耳にしたことはありませんか？

・喫煙している
・肥満している
・歯並びが悪い

これらの条件に当たる人は、自己管理ができていない人と見なされるのです。

諸外国ではタバコに対する意識が日本より高いところが多く、「喫煙」はカラダに悪いだけでなく、禁煙できないイコール自己管理ができない、健康意識の低い人と見なされる傾向があるようです。

日本でも飲食店での喫煙を制限する動きがあり、また、喫煙者は採用しないと明記している企業もあります。

そしてタバコは健康被害だけでなく、「見た目」にも直接関係するようです。喫煙している人は肌の状態が悪く、老けて見えます。たるみやシワは喫煙者のほうが多かったという研究がありますが、これはご想像いただけると思います(1)。

「肥満」は自己責任ではない原因による場合もありますが、多くの場合は自分できちんと食事をコントロールできていないということです。

食事をコントロールできない人は、仕事もできない印象を与えてしまいます。

また企業側は、従業員が健康を害することで医療費や病気休暇などの損失を出すことを嫌います。

「歯並び」は、欧米では特に重視されているようです。口元を手で隠して笑う習慣のあった日本と違って、欧米では白い歯を見せる笑顔が第一印象の決め手となります。

この歯並びは、自分の努力では改善できない部分もありますし、費用はかかってしまいますが、現在では歯科で矯正できる要素です。

また、歯並びがカラダの不調につながるという報告もあります。

これらの条件に共通するのは、自分で自分のカラダをコントロールできていない、そして将来の病気のリスクが高いということを表しているるということです。

いずれ「肌あれ」が第4の条件に!?

さらに、これは私の個人的な意見ですが、いずれ第4の条件として「肌があれている」ということも条件に加わるのではないかと思っています。

はじめに

肌の質感は、喫煙の例と同様に、食生活や睡眠状況も反映します。これは、若い女性だけの関心事ではなくビジネスパーソンの評価にもつながってくる可能性があります。

私もアトピー性皮膚炎に悩まされた時期こそあれ、ここ10年以上はいわゆるデキモノ、ニキビ、吹き出物や口内炎などは一切なく、恥ずかしながら、患者さんや講演を聞きに来てくださった方々から、「先生のお肌、触って良いですか?」と聞かれることもしばしばです。

いずれにしても、**「見た目」で健康状態だけでなく、社会人として評価されるのが当たり前になる時代がくる**のではないでしょうか。

以前は、「見た目」とカラダの老化の関係は否定されてきましたが、最近では、**「見た目」が老化の指標として着目されています**。

コラム1(29ページ)で詳しくお話ししますが、多くの人数を解析した結果、統計的に「見た目が若いと、カラダも若い」ということが医学的に証明されてきたのです。

道徳上は「人は見た目ではない」と教育されてきましたが、見た目はバイオマーカーとなるのです。バイオマーカーとはカラダの健康状態を知らせる生体のシグナルで、たとえば、血糖値や血圧値など健康診断などでよく目にする値のことです。

そして、見た目をはじめとしたバイオマーカーに大きく影響するのが食生活です。カラダが健康で見た目も若々しくあるためには、どんな食べ方をしたら良いか。

これから、私の体験を交えて「老けない食べ方」についてお話ししていきたいと思います。

まずは、パンをなぜやめたのかについて、最初に触れましょう。

第1章

私がパンをやめた理由

ここまでわかっているグルテンフリー（小麦抜き）

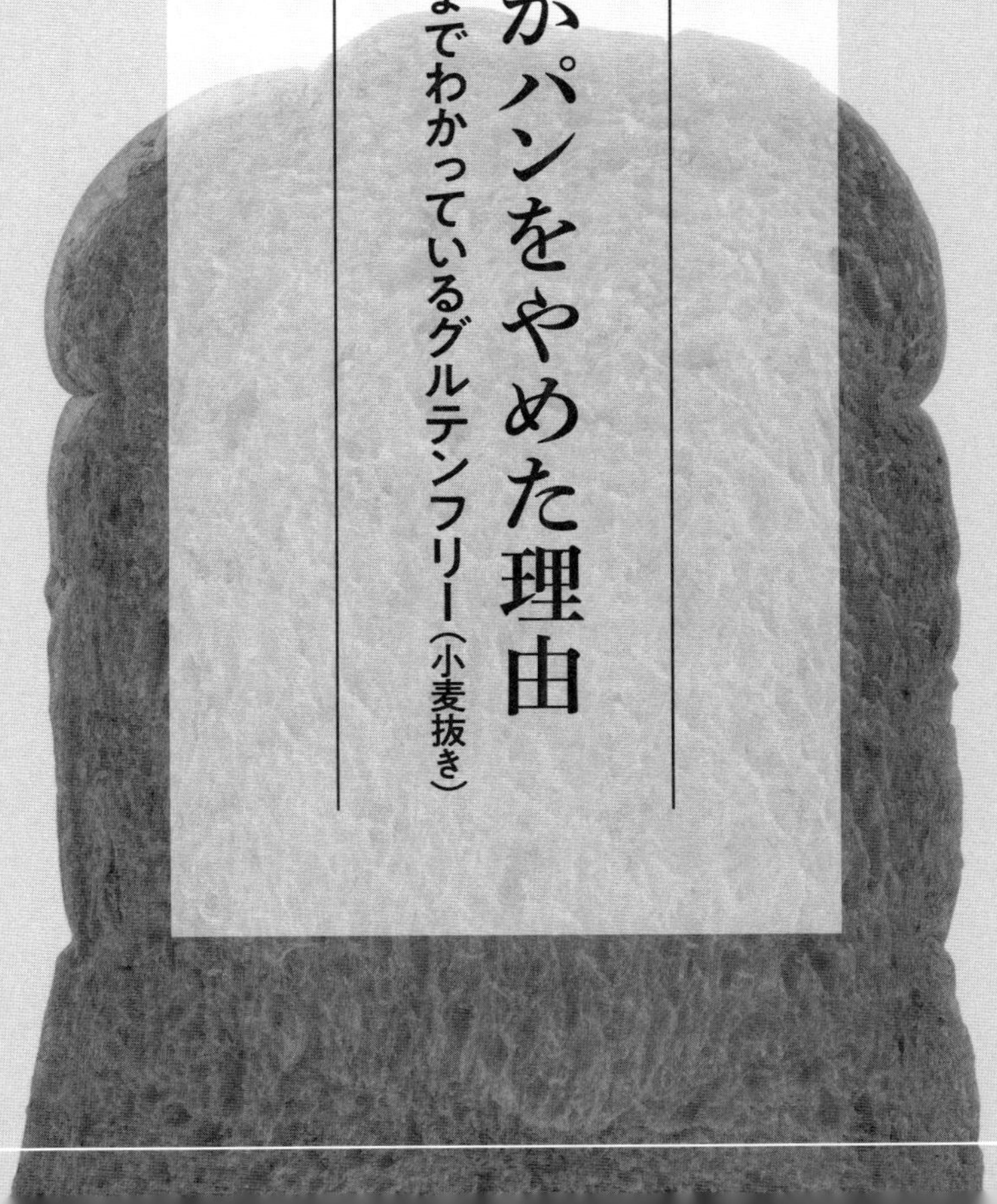

25歳の時突然、アトピー性皮膚炎に

私は、25歳の時にアトピー性皮膚炎を発症しました。２０００年のことですが、初めて頭の生え際からおでこにかけて地図状にかゆみや湿疹が現われた時には、本当に驚きました。額が赤くはれぼったくなり、かゆみも我慢できず、夜も満足に眠れません。

皮膚科を受診すると、典型的なアトピー性皮膚炎と診断されました。

子供のアトピー性皮膚炎は、顔や耳たぶのほか肘《ひじ》や膝の内側にできやすいのですが、成人で発症する場合は、ひたいや首、背中などに現れるのが特徴です。

夏場は汗をかくと症状が出ますし、冬場には逆に乾燥のため、かゆみや湿疹に悩まされ続けました。ステロイド剤を塗るとおさまりますが、しばらくすると再発を繰り返していました。外出する時には塗り薬を持ち歩き、家を出てステロイドの薬を忘れたことに気づくと薬をとりに家に戻っていました。また旅行に行く時などは余分に何本も薬を持って行ったものです。

大学生の頃は、英語の勉強がしたくて、授業が終わると外国人向けのバーでアルバイトをしており、その影響もあってアメリカ風の食事にどっぷりつかっていました。

ハンバーガーにサンドイッチ、フライドポテト、アイスクリームばかりを目にすること

もあり、お客さんと同様の食生活をするようになっていました。

アトピー性皮膚炎を発症したのは、ちょうどその頃でした。

食事が変わり、皮膚の症状が出なくなった！

ところが2005年、30歳の頃からアトピー性皮膚炎が気にならなくなったのです。

この頃には自宅で炊いたご飯がメインになっていました。もともとパンは毎日食べていたわけではなく、パンを食べる頻度が減ったというのが現実ですが、それと時期を同じくして、皮膚の症状が出ることはなくなりました。

その頃、多くの大学生と同様に、週に2回はラーメンを食べたりしていましたから、それも悪かったのかもしれません。

当時は、食生活がアトピー性皮膚炎と関係があるという認識はほとんどありませんでした。現在は、パンだけでなく小麦粉を使った食べ物の量は減らし、できるだけ、パンやピザ、ラーメンなどは避けるようにしています。これらは、まったく食べないわけではなく、友人や家族と外食する際など、時々は楽しみます。

しかし、家にパンを買い置きして、毎朝トーストにするというように常食はしません。

現在、我が家には4歳の娘と2歳、0歳の息子がいますが、上の2人の年頃の子供は、手でつかんで食べられるものを好むようです。

パンもそういった食べ物のひとつですが、妻の理解を得たうえで、普段の食事でパンがメインになるようにはしていません。

以前、私はクラッカーにチーズをのせて食べたりしていましたが、今はそういった食べ方はしなくなりました。

今でも時間がない時などにカップラーメンを数回続けて食べてしまうことがありますが、稀《まれ》にポツポツと湿疹が出ることがあり、食生活がなんらかの形でカラダに影響を及ぼしていることは実感します。

これはあくまで経験であり、医師として、パンとアトピー性皮膚炎との関連を明確に示すことはできません。

アトピーがおさまった当時は、野菜をたっぷり摂るなど食事を変えた時期でもあったので、パンをやめただけでなく、食事全体が影響しているのかもしれません。

皮膚をはじめ、カラダを変える腸内細菌

世界的なテニスプレイヤー、ジョコビッチがグルテンフリー（小麦抜き）の食事を実践するようになってからパフォーマンスを上げ、世界王者となった経緯を記した『ジョコ

ビッチの生まれ変わる食事』がベストセラーになったこともあり、「グルテンフリー」は注目を集めています。

パンやピザなどの小麦粉製品は、カラダにどんな影響を及ぼすのでしょうか？

ヒトの皮膚をはじめとしたすべての組織・臓器は、腸にすみついている腸内細菌の影響を受けることが知られています。その腸内細菌の存在割合によって、皮膚の状態も変わると考えられているようです。

良い菌を増やして悪い菌を減らせば良いといった風潮もありますが、最近の研究では、そう単純な問題ではなく、**健康に良さそうな単一の食品をせっせと摂れば腸内細菌が劇的に変わるというわけではない**ようです。

たとえばヨーグルトを摂ったら、ヨーグルトに含まれる乳酸菌やビフィズス菌そのものが腸の中で増えるわけではありません。

腸内細菌は食事その他の影響を複雑に受けて、小腸が腸内細菌とまるで会話をするように交信します。そして**腸内細菌は宿主《しゅくしゅ》（菌の持ち主）の各臓器に対して働きかけ、これも双方向で情報交換し、何年もかけて変化していきます。**

間接的ではありますが、腸内細菌を介して健康に寄与するような食生活、逆に健康を害するような食生活が徐々に明らかになってきています。

そして、腸内でトラブルのもととなる食物として最近、問題になっているのが小麦粉

であり、小麦粉による不調は大きく「グルテン不耐症《ふたいしょう》」「小麦アレルギー」「セリアック病」に分けられます（最近は「グルテン関連疾患群」などと提唱されていますが、ここでは3種類に簡略化します）。

セリアック病はグルテンによって小腸に炎症を起こす病気で、医療機関での相談が必要になりますので、ここではグルテン不耐症と小麦アレルギーについて説明します。

ジョコビッチは「小麦下戸」だった

牛乳を飲むとお腹の調子が悪い、という人がいます。牛乳を飲んだ後はお腹がゴロゴロする、下痢をする――こういった人は、牛乳がカラダに悪さをするというよりも、単に牛乳を消化できないために不調が生じている可能性が高いのです。

牛乳に含まれる「乳糖」を分解する酵素である「ラクターゼ」を先天的に持っていないか、持っていても活性が低いため、「乳糖」が分解されないまま腸に届き、浸透圧の関係で乳糖が腸内の水分を吸収して下痢を起こしたり、発酵してガスを発生することで腸を刺激してしまうのです。

乳糖に対する耐性がない、ということで「乳糖不耐症」と呼ばれます。

まったくラクターゼを持っていない人から、持っているものの活性が低いだけの人まで様々いますが、**日本を含む東アジアではほとんど、また調査によっては１００％が乳糖不耐症だそうです**[1]。

ある程度なら乳糖を含む牛乳は飲めるものの、多くの日本人が多かれ少なかれ乳糖不耐症ということになります。

同じように、まったくお酒が飲めない、お酒に弱いという人がいますね。

こういう人は、アルコールの代謝物であるアセトアルデヒドの分解酵素を生まれつき持っていないか、不十分であるため、体質的にお酒を受けつけません。

お酒に弱い人を「下戸《げこ》」と呼んでいますが、乳糖不耐症の人は「牛乳下戸」、同じようにグルテン不耐症の人は「小麦下戸」とも呼べるでしょうか。

グルテン不耐症の人は、牛乳に対しての乳糖不耐症と同様に、小麦粉に含まれる「グルテン」というタンパク質を分解する酵素を持っていないのです。

パンをつくる時、小麦粉に水を混ぜてタネをつくり、こねているとねばねばしてきます。これはグルテンが生成されたためで、このグルテンのおかげで、パンやピザは粘り気や弾性を持ち、ふっくらとした形を保つことができるのです。

パスタやうどんなど、麺のおいしさを決める「コシ」も、このグルテンの働きによるものです。

乳糖と同様、この**グルテンを分解することができないと、吸収されずに腸の中で水を蓄**

えて下痢になったり発酵して腸を刺激してしまうのです。

ジョコビッチ選手は、まさにこのグルテンと乳製品の両方に対する不耐症があって成果が伸び悩んでおり、食事からこれらを抜いた結果、素晴らしい結果を出すことができたのです。

小麦によるアレルギーという問題

「アレルギー」は、「不耐症（＝下戸）」とはまったく異なる仕組みで、異物を追い出すためのカラダの防衛反応が過剰に働いてしまうために起こります。

普通、摂取した食べ物は、胃や腸の中で消化酵素によってある程度分解されても異物と認識されることはありません。

ところが、人によって特定の食べ物やその一部を異物として認識し、それに対して「免疫」が作動し、そのため、カラダが過剰に攻撃したり排除したりします。

この過剰な反応が自分のカラダに色々な症状をもたらすことを、広く「アレルギー」と呼びます。

反応は、カラダの各部に様々な形で現れます。皮膚であれば、じんましんや赤いブツブツ、むくみが出て強いかゆみが伴うこともあります。

まぶたの腫《は》れが目立つこともありますし、唇がむくんだり、口の粘膜に刺激を感じることがあります。

消化器に現れる症状としては、下痢、嘔吐《おうと》、腹痛などがあります。

さらに、咳やゼーゼーするといった喘鳴《ぜいめい》、声のかすれなどの呼吸器の症状として現れることもあります。

さらに、鼻では、鼻水、鼻づまり、くしゃみといった症状が生じることもあります。

その原因となる物質を「アレルゲン」と呼びますが、食物のアレルゲンは、乳幼児では第1位がタマゴ（鶏卵）で、次に多いのが牛乳です。ついで、小麦が3位を占めますが、かなり頻度は低くなります。

年齢とともに、タマゴ、牛乳がアレルゲン全体の割合を占める割合は変化し、タマゴや牛乳に代わって、エビ・カニ、魚類、果物などが占める割合が増えます。

成人のアレルゲンとしては、エビ・カニが1位、タマゴが2位、魚類が3位と上位を占め、ついで、牛乳、貝類、果物、そば、その他と続きます。[2] 小麦はその他の中に分類されますから、割合はエビ・カニと比較するとかなり低いと言えます。

ちなみにアレルギーに伴う様々な症状は、食物を食べてから1分もしないうちに現われることもありますし、数時間から半日以上たってから影響が出てくることもあります。

小麦でショック症状を起こすことも

アレルギー反応にはいくつかの型がありますが、抗体の一種であるIgEがアレルゲンと結合して引き起こされるタイプのアレルギーは数分から30分の間に反応が起こるのが典型的です。そのため、即時型アレルギーとも呼ばれています。

その中でも、皮膚や消化器、呼吸器に現れる症状に引き続いて、全身にショック症状を呈《てい》するものを「アナフィラキシー」と呼びます。

呼吸や血液循環に大きく影響し、ひどくなると血圧が低下し、意識を失ったり、生命にかかわる状態に陥ることもあります。

この重い即時型アレルギーを起こす3大アレルゲンがタマゴ、牛乳、小麦です（タマゴが28・2%、ついで牛乳が22・6%、3位の小麦は10・9%を占めています(3)）。

小麦は、今から1万年前に栽培が開始されました。その後長年にわたって改良が重ねられ、古代種（または野生種）とはまったく異なるものになっている可能性が高いと考えられます。栽培しやすく、生産性が高められた小麦のグルテン含有量は飛躍的に増えたと言われています。

科学的に証明されたわけではありませんが、**改良を加えていない古代種のほうがアレル**

ギーを起こしにくいということは理論的にはあり得ると思います。

一部の小麦栽培農家では、古代種を改めて栽培する試みも開始しているようです。

疑わしい食べ物は2週間抜いてみる

アレルギーであれば、免疫を抑える薬、たとえばステロイド剤を使うといった治療方法が挙げられますし、不耐症であれば酵素を補充するといった治療が考えられます。

しかし、アレルギーと不耐症いずれに対しても、その物質を摂るのを避けるのが最も良い選択肢となります。

何に対してアレルギーがあるのか、血液検査をすればわかるのではないか？　そう思われる方もいるかもしれません。しかし、検査は１００％正確な結果が出るとは限らないのです。

最も一般的な検査法として、疑わしいアレルゲンと反応するＩｇＥが血液中にどのくらい存在するのかを測定する血液検査があります。

たとえば、タマゴ、牛乳、サバがあやしいと考えられた場合、それらに反応する血液中のＩｇＥ量を調べ、検査結果をアレルゲンごとに数値化します。病院などで受けたことのある方もいらっしゃるのではないでしょうか。

ところが、この**測定結果で陽性とされたアレルゲンによって実際に症状が起こるかというと、100%そうとも限らない**のが現実なのです。

検査では陽性と出たにもかかわらずまったく症状が出ない人もいますし、ほんの微量食べただけでもアナフィラキシーショックを起こす人もいます。

逆に、**検査で陰性とされた人が、その食べ物を摂取してアレルギー症状を起こすこともあり得る**のです。

現に、私は血液検査ではカニに対して陽性という検査結果が毎回必ず出ますが、これまで実際にカニを食べてアレルギー反応を起こしたことは一度もありません。

つまり、血液検査と症状がぴったり相関するとは限らないわけです。

アルコールが飲める体質かどうかを調べるために皮膚のパッチテストを行うことがありますが、これも信頼できるものではありません。

こちらの場合は、アルコールを分解できるかどうかは肝臓に酵素が備わっているか否かが問題であり、皮膚にアルコールが触れて赤くなることとはメカニズムがまったく異なるからです。

アレルギーについては、ある食物が原因で症状が出ているかもしれないけれど、実際にはそれに気づいていないという可能性もあり得るでしょう。

特に、**普段から食べているものについては、強い症状が現れていなければアレルゲンと**

は自覚しづらいと思います。

しかし、なんとなくお腹の調子が悪いとか皮膚の状態が良くないとか頭がモヤモヤするといったことはよくありますし、その原因が今まで気づいていなかったアレルギーや不耐症で起こっていたという可能性があります。

そこで、**疑わしい食べ物をしばらく抜いてみる――この方法でカラダの調子が良くなれば、抜いた食品が不調の原因であると推測することができます。**

これまで、タマゴ、牛乳・乳製品、エビ・カニ、小麦、魚貝、果物などがアレルゲンとして明らかにされてきましたが、ほかの食品がアレルギーを起こす可能性がまったくないとは言い切れないでしょう。

もしかすると、**小麦ばかりでなくお米でアレルギーを発症する人がいる可能性もあります。そんな人は、２週間お米を断つことで調子が良くなるかもしれません。**

ある食べ物がカラダに良いといった話は過去に何度も登場しましたが、逆に抜いてみて調子が良くなれば、それを食べるのをやめる、ふだん食べているものを疑ってみる、というのもひとつの考え方です。

精製した小麦粉に問題がある

小麦粉が炭水化物として、カラダに及ぼすもうひとつの影響を考えてみましょう。

パン、ピザ、麺などは精製された小麦粉でできています。**問題なのは小麦自体というよりも、この「精製された小麦粉」である可能性が高い**と言われています。ごはんを口の中でかみ続けていると、だんだん甘くなってきますね。お米の粒が小さくなって分解されていけば、糖に近づくからです。

小麦も同じで、精製されて小さい分子になれば、糖に変わります。これはまるで砂糖に近い。お菓子に近づきます。

麦飯はカラダに良いと言われていますが、これは麦が粒の形態をとどめているから。**精製された小麦粉はカラダに入ると、血糖値が一気に上がりやすくなります。**

小麦粉製品が悪さをするのは、小麦粉の一部だけを取り出すためだと思います。

精製される前の小麦は、胚乳《はいにゅう》と胚芽《はいが》、ふすまで構成されています。

胚乳は全体の8割を占めている白い部分で、白いパンは精製して胚芽やふすまを取り除き、この胚乳を取り出した小麦粉からつくられます。胚乳の主な成分は炭水化物やタンパク質です。

この意味でも、精製した小麦粉より全粒粉のほうが望ましいのです。
米も白米より玄米のほうが良い、というのも同じ理屈だと思います。
米を精製した米粉も、小麦粉と同じく、血糖値を一気に上げます。

「食べ合わせ」を忘れていないか

食品そのものがカラダに及ぼす作用だけでなく、食事の組み立て方にも目を向ける必要があります。

つまり、「食べ合わせ」という要素です。

パンは、上にのせたりはさむものがベーコンやフライドエッグなど、どうしても高カロリーなものになりがちです。

あるいは、ジャムのような糖分の多い食べ物といっしょに食べることもあります。パンに焼き魚をのせて食べるなんて、絶対あり得ませんよね。

ピザも同様で、時にはサーディンなどをのせることもありますが、多くはチーズやベーコンをたっぷりのせたほうがおいしくて、カロリーが高くなりがちです。

食品を単体で考えるだけでなく、こういった食べ合わせの面にも目を向けることも重要でしょう。

コラム1

「見た目」で カラダの老化度がわかる

カラダが老けない人は「見た目」も若い

長生きの指標となるのは、まず「寿命」です。早く亡くなるということは、老化が早く進んでいる、とも言えます。

次に「日常生活を自立して行えるかどうか」ということを物差しにすることもできます。ものを食べる、衣服を自分で着脱ぎできる、他人の手を借りないで排泄《はいせつ》する、自分の足で移動する…こういった人間の基本的な日常生活での動作を自分自身でできるかどうか。これは、高齢者に介護が必要かどうかを判定する指標にも用いられています。

さらに最近では、**「見た目」が老化の指標として着目されています。**見た目が老化と関係するなんて当たり前と思われるかもしれません。しかし以前は、見た目とカラダの老化の関係は否定されてきました。

たしかに、先日もフリーアナウンサーの女性が乳がんの進行で亡くなってしまったように、個々のヒトに注目すると、見た目も実際の年齢も若いのに病気で他界してしまう方もいます。

しかし、多くの人数を解析すると、統計的に「見た目が若いと、カラダも若い」ということが医学的に支持されてきました。

よく引き合いに出されるのが、デンマークで行われた双子を対象にした「見た目」と「老化」に関する研究です。(1)

2009年に発表されたこの研究によると、「見た目」が老けて見えた人のほうが早く亡くなっていることがわかりました。

そして、双子の間の「見た目」の年齢差が離れているほど、この傾向は強かったそうです。

著者らは、**「見た目」はバイオマーカーである**とまで言っています。

バイオマーカーとは「はじめに」で触れたように、カラダの健康状態を知らせる生体のシグナルです。たとえば、血糖値や血圧値など健康診断などでよく目にする値をはじめ、がんの進展や再発の目安となる腫瘍マーカーもこれにあたります。

これらの値は、血液や尿などの体液や組織内に含まれるタンパク質その他の物質の量やふるまいなどを調べて数値化したもので、カラダの状態や病気のサイン、変化などを知る手がかりとなります。

「サザエさん」の波平さんの実年齢

これは、身のまわりの方を見ていただいても実感できると思います。

今から数十年前には、「還暦」である60歳と言えば、腰の曲がったおじいちゃんやおばあちゃんが赤いちゃんちゃんこを着る姿が受け入れられていました。

しかし現在、この姿は60歳の方（この本を手にとっている方もいらっしゃると思います）には抵抗があるのではないでしょうか。

それだけ、現代人の「見た目」は若くなっています。

ちなみに「サザエさん」に登場する波平さんは54歳との設定（フジテレビ公式サイト）だそうです。

１９４６年に漫画の連載が始まりましたが、１９６９年にテレビアニメ化されていますので、１９６９年の設定と思われます。波平さんの見た目は、現在では少なくとも70歳以上、見る人によっては80代と感じるでしょう。

実際、１９６９年（昭和54年）の男性の平均寿命は69歳ですが、現在は80歳を超えています。

双子の研究や日本の平均寿命の推移からも、「見た目」が若いと長寿であることが予想されます。

逆に言うと、長寿を目指すことが「見た目」を若く保つことにもなり得ます。

よく、好きなものを食べて「ぽっくり死にたい」「ぴんぴんコロリといきたい」とおっしゃる方がいますが、これは矛盾しています。

すべての人に当てはまることではありませんが、不健康な生活をすることで早くから病気になりやすく、その結果、早い時期に入院を繰り返したり寝たきりになったりしやすく、長い期間にわたって医療や介護が必要になります。

寝たきりや介護が必要な状態が短い人は、健康で長生きした人ということになります。

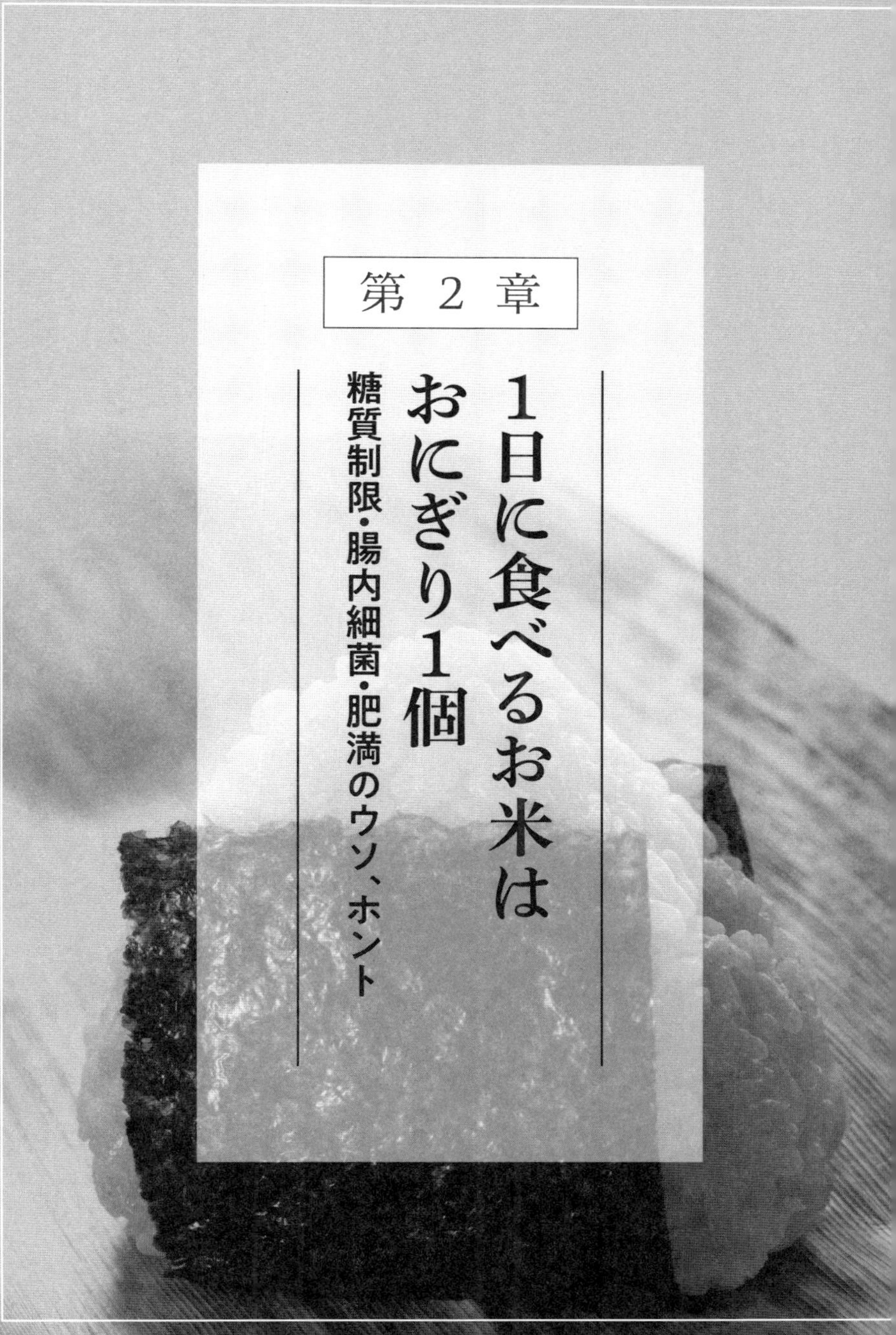

第2章

1日に食べるお米はおにぎり1個

糖質制限・腸内細菌・肥満のウソ、ホント

ダイエット効果で注目されている糖質制限食

近年、世代を問わず、糖質制限という言葉を知らない人はなく、定着した感があります。糖質ゼロを謳《うた》った麺、酒、お菓子もお店に並ぶようになりました。

また、外食関連では、低糖質をウリにしたラーメンや牛丼まで登場しています。これまでにも色々な食事療法が流行しましたが、過去にブームとなった食事療法と異なるのは、医師も含めた専門家の中に熱狂的にすすめている方がいらっしゃることです。

糖質制限が注目されているのは、その減量効果が多くの人の関心を集めているためだと思います(1)。

私が研修医になった2003年頃には、糖質制限の概念もなく、めいっぱいごはんを食べていました。

自炊をしていた当時は、おかずをつくるのがめんどうで、おむすびを肴《さかな》にお酒をちびちび。

炊き立ての熱々のごはんでつくった塩むすびに冷たい日本酒って、意外に相性が良くて、おいしいんです。糖質を控えている今では考えられませんが…。

今、私が1日に食べる炭水化物はおにぎり1個、約1膳弱です。

人間が必要とするエネルギーの必要量は、案外少ないのです。

なお、糖質とは、砂糖の主成分である「ショ糖（スクロース）」のほか、果物に含まれる「果糖」、ごはん、麺類、いも類に含まれる「デンプン」などをさします（次ページの図参照）。

第1章に登場した「乳糖」も「糖質」に分類されます。

そして、糖質と食物繊維をいっしょに含むものを「炭水化物」と呼びます。

食物繊維を含むごはんや麺類、いも類は炭水化物と総称します。

脂肪より炭水化物を減らすほうが効果的

私が医学生だった頃、糖尿病の入院患者さんに出る病院の食事は、極端にアブラを制限したものでした。

湯引きしてアブラを抜いたパサパサの魚や鶏のささ身とごはんといったメニューが病室に配られました。

当時は摂取するカロリー量が問題であり、炭水化物や甘いものを避けたからといって血糖値が良くなるわけではない、とされていたのです。

手元に、当時の内科学では最も有名な教科書である朝倉書店の『内科学　第7版』

炭水化物、糖質、食物繊維のカンケイ

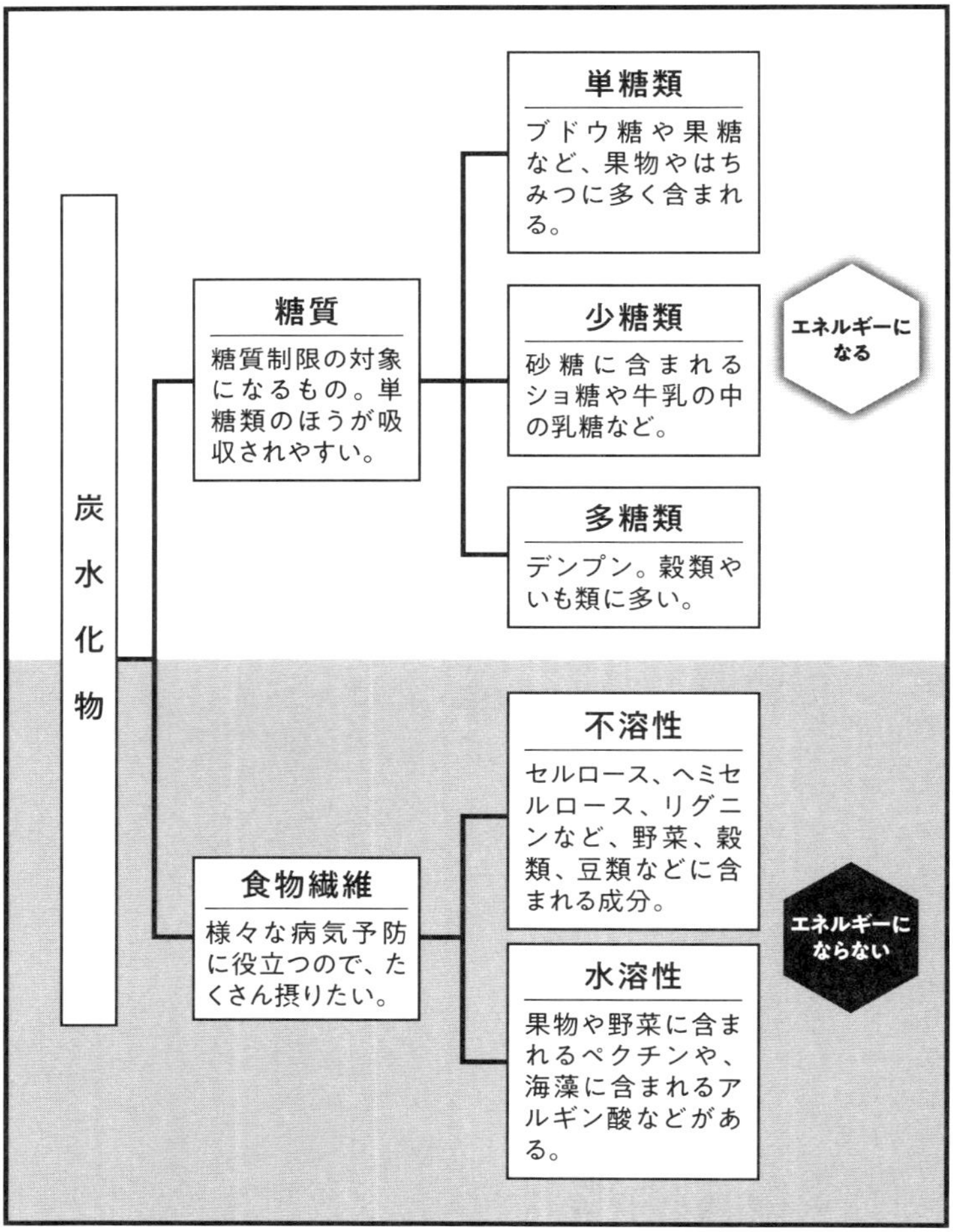

（２０００年出版）があります。そこには「糖尿病だから糖質のみを制限すれば良いと考える患者は少なくないが、これは誤りである（１５３４ページ）」と書かれています[2]。

また食事療法の基本として、「食事療法とは身体が必要とする最小限のカロリーを摂取することである」とあります。

そのため、主なカロリー源となるアブラを控えた、主食中心の献立がすすめられました。むしろ主食となる糖質はやや多めとなっていたと考えられます。

ところが、２００８年に発表されたＤＩＲＥＣＴという試験を皮切りに、糖質制限がにわかに注目されるようになりました。

イスラエルで実施されたこの研究では、糖質制限のほうが体重減少に効果的で、代謝系にも良い影響を与えるということが明らかにされたのです[3]。

ちなみにＤＩＲＥＣＴとは、Dietary Intervention Randomized Controlled Trialから名づけられています（こういった臨床試験は読みやすいネーミングがなされることが一般的になっています）。

このＤＩＲＥＣＴは、肥満・過体重の人たち、あるいは2型糖尿病または冠動脈《かんどうみゃく》疾患を持つ人、３２２人を対象に、３種類の食事療法に振り分けて、体重などのデータを2年間追跡したものです。

食事療法は次の3種類のグループに分けられました。

・低脂肪食　総摂取エネルギー量を制限し、そのうち30％を脂肪から、10％を飽和脂肪酸（肉類やバターなどに含まれる脂肪）で摂取する。

・地中海食　総摂取エネルギー量を制限し、脂肪からの摂取はその35％未満とする。脂肪の主な摂取源はオリーブオイルと少量の豆類とし、野菜を多く摂取し、赤肉（牛・羊）を控える。

・低炭水化物食　総摂取エネルギー量、タンパク質、脂肪の摂取量に制限なし。炭水化物摂取量は1日20〜120g。タンパク質、脂肪はなるべく植物性食品から摂取する。

これらの食事療法を開始すると、3種類いずれでも体重を減らすことができました。それぞれ100人くらいが割り当てられましたが、平均的には開始数ヶ月で大きく体重が低下し、その後は少し増加したものの、開始時よりは低い値で落ち着きました。

3種類の中でも、その効果は低脂肪食と比較すると地中海食と低炭水化物食（糖質制限）で持続しました。

特に、開始後4〜5ヶ月までは低炭水化物食で体重が最も減少しました。

短期的には、低炭水化物食が最も体重減少の効果があるように見えます。

以前は、とにかく脂肪を減らそうということで「低脂肪」「ローファット」を謳った食品が出回っていました。しかしDIRECTはじめ、低炭水化物食の研究が進むにつれ、**体重に関しては低脂肪よりも低炭水化物にしたほうが月単位では効果がある**ことがわかっています。

さらに同研究で、3種類ともHDL（善玉）-コレステロール値は上昇しましたが、特に低炭水化物食のグループで大きく改善しました。

糖尿病についておさらい

厚生労働省によると糖尿病の患者数は300万人を超え、予備軍を含めると1000万人近くになるとされています（厚生労働省　平成28年「国民健康・栄養調査」）。

大きな病院では、「糖尿病科」など病名を冠して独立した専門分野を持っているところも多くあります。

私の所属している東京大学医学部附

「低脂肪食」「地中海食」「低炭水化物食」のダイエット効果

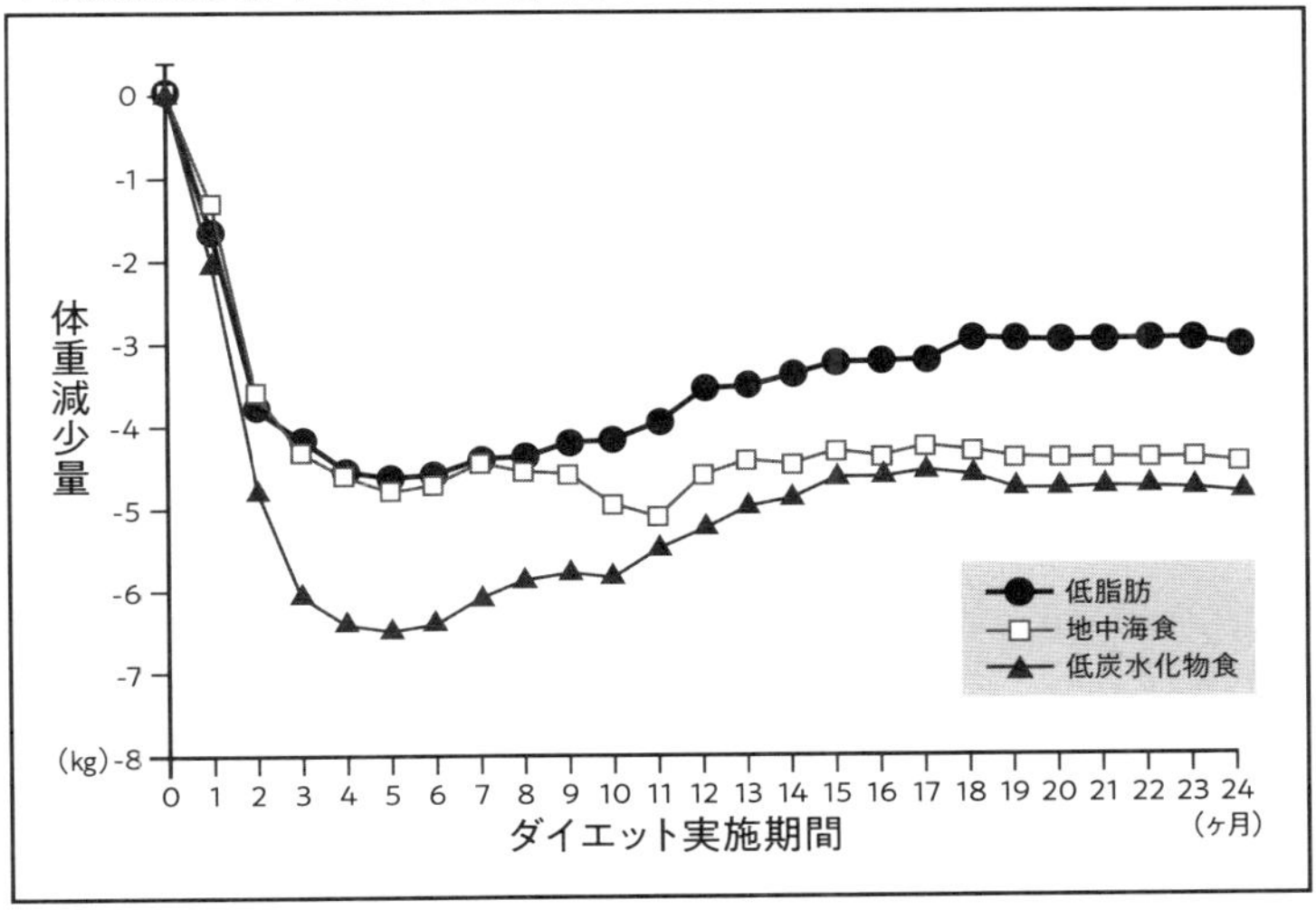

出典:N Engl J Med. 2008;359:229-41
※中等度肥満の被験者322例を3つの食事群に無作為に割り付けた

属病院でも「糖尿病・代謝内科」として業績を上げている医局が存在しています。

さて、血液中の糖分を「血糖」と呼びますが、筋肉や赤血球などの細胞はこの血糖を細胞に取り込んでエネルギーとしています。糖尿病は血糖を取り込む働きをするインスリンの働きが悪くなり、細胞に取り込まれにくくなる病気です。

細胞内に取り込まれずに血液中に余った糖は血管を傷つけてしまうため、臓器の中でも毛細血管と呼ばれる細かい血管が多く走っている腎臓や目（特に網膜《もうまく》）や神経に障害が起こります。腎臓と網膜、神経の障害は、糖尿病の3大合併症と言われてきました。

腎臓は血液中の老廃物をろ過して尿として排泄する機能があるので、腎臓の障害が進むと老廃物がカラダから出て行ってくれなくなります。この代わりをしてくれるのが人工透析です。

また、網膜や神経の血管が傷むことで、失明したり、手足の感覚が低下したり、進行すると足の切断につながるなどと聞いたことがあるのではないでしょうか。

これらの3大合併症以外にも、糖尿病は比較的大きい動脈にも影響し動脈硬化を進めてしまうため、心臓や脳や大動脈の病気の原因にもなります。

糖尿病は怖い病気ですが、現在では血糖値をコントロールする飲み薬や自分で注射するインスリンなどがありますので、これらの合併症を予防し、十分に普通の日常生活を送ることができるようになってきました。

しかし、進んでしまった糖尿病を完全に治すことは、今なお困難です。

糖尿病によって起こってくる各種の血管の病気は、血液中に余った糖によるためなので、この糖を摂らなければ糖尿病は悪くならない。これが、糖質制限食が糖尿病に効果をもたらす単純な理屈です。

実際に、臨床研究でも糖尿病が改善することが示されています(4)。

東大病院でもゆるやかな糖質制限食を用意

これまで、糖尿病学会は糖質制限に対して慎重な姿勢をとってきましたが、糖尿病学会理事長である東京大学の門脇孝教授は、2016年6月に東洋経済オンラインのインタビューで次のように語っています。糖尿病学会の理事長ではなく、ひとりの糖尿病研究者としての見解だが、糖質量の総摂取カロリーの4割以下に抑える糖質制限は大いに推奨されると。そして、安全性の検証が進めば、より自信をもっておすすめできるようになると言及しています。

実際に、東大病院では2015年4月から糖尿病患者のメニューとして、糖質が1日の総摂取カロリーの5割以上といった従来の食事に加えて、糖質が4割のゆるやかな糖質制限食も用意しています。

とはいえ、糖尿病だからといって自己判断で大幅に糖質をカットしてしまうことはおすすめしません。

糖尿病にも1型と2型という2つのタイプがあり、特に1型は膵臓《すいぞう》からのインスリン分泌がまったくないか、ごくわずかしか分泌されていないタイプのため、間違った治療を行うと低血糖を起こしてしまう可能性があります。

一方で2型糖尿病では食事療法が大いに推奨されますが、飲み薬や注射を使っている方は、医師に確認する必要があります。

コレは誤解している！ その1

糖質制限は誰にでも有効であり、代わりに肉を食べれば良い

糖質制限はドロップアウトが多い

糖質制限食は、万人にすすめられる食事療法でしょうか？

残念ながらいくつかの懸念《けねん》がありそうです。

まずは、先ほど述べたように糖尿病のタイプなどによるということです。

1型糖尿病をはじめ、2型糖尿病の人も使用している薬によっては糖質制限に注意が必要な場合もあるので、医師に相談しましょう。

また、**お子さんや妊婦さんに対しては安全性が確立していません。肝臓や腎臓に病気を**

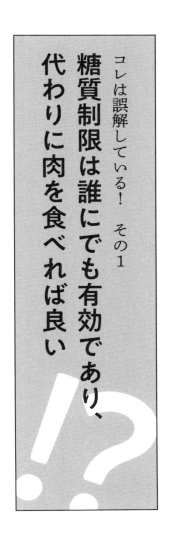

お持ちの方も注意が必要です。

日本ではお米が「主食」と呼ばれるだけあって、糖質は食事の中心的な存在です。他国でもパンや麺などが主食になっていることが多く、糖質制限にはやや抵抗があるのが一般的だと思います。そのためか、ドロップアウトが多いとも言われています[5]。

前述のＤＩＲＥＣＴでも、**糖質制限は数ヶ月の間では最も体重が減りますが、その後の戻り方も大きくなっています。**参加者の中にドロップアウトしたりリバウンドしたりしている人が多いと推測されます。

またＨＤＬ（善玉）コレステロール値は上昇するものの、**ＬＤＬ（悪玉）コレステロール値は改善しにくい**ようです[6]。

肉をもっと食べたほうが良いのか？

ヒトは昔から狩猟採集を行ってきたのだから、本来肉食であり、肉をより多く食べたほうが良いと主張する医師もいます。

たしかに、肉をはじめ魚や大豆などに多く含まれるタンパク質は重要な栄養素であり、特に成長過程にある人や高齢者では不足しないようにすることが大切です。

では、毎日ステーキを食べても大丈夫なのでしょうか？　肉は食べ放題で良いのでしょうか？　この点では、注意が必要です。

赤肉（牛、豚、羊などをさします）やその加工品を多く食べることで、糖尿病やがんが増えることが示唆されています。(7)

これは海外の研究であり、必ずしも日本人に当てはまる結果とは言えませんが、糖質を減らしたとしても、むやみに肉を増やすことはすすめられません。

腎臓病などの一部の方を除くと、タンパク質を多くすることは特に高齢者で推奨されますが、食事で増やすのは魚や大豆から得られるタンパク質にしたほうが良いのです。

魚や大豆は和食とも相性が良いため、積極的に取り入れたいと思います。また、魚を多く摂っている人は将来の認知症のリスクが低下する(8)という報告もあります。

そして**やせすぎも病気を起こすことが知られており、糖質を摂る量が少なすぎると死亡率が上がる**という報告もあります。(9)

以上をまとめると、糖質制限食は体重を減らしたり糖尿病を改善する効果はあるものの、すぐに始めないほうが良い人がいること、ドロップアウトしたりリバウンドしたりする可能性があること、やりすぎないこと、などいくつかの注意点がありそうです。

昔の食事は良かった？

食事療法全般に言えることですが、「ある時代には、人間はこういう食事をしていた」ということを根拠に、特定の食品や食事方法をすすめることがあります。

我々が古来からどういった食事をしていたのかということはとても興味深いですし、学術的にも意義のあることです。しかし、それが現代人の健康を保つ方法であるという根拠にはなりません。

昔の人々も土地や時期によって手に入る食物に制限がありましたし、宗教感や風習、嗜《し》好《こう》などの影響を受けていた可能性が高く、必ずしも健康に結びつくわけではありませんし、そうであっても現代人にも当てはまるとは限りません。

たとえば江戸時代には米飯が中心でしたが、前述の糖質制限とは矛盾してしまいます。さらに昔、太古には狩猟採集が中心でしたが、数千年以上の歴史の中でヒトの体質が大きく変わってきた可能性があります。

食習慣は、現代人を対象に調査した結果であるエビデンスを基に選択してもらいたいと思っています。

多くの臨床研究は欧米を中心に行われているため、我々日本人には当てはまらないかもしれません。

しかし、日本でも良質な臨床試験は行われていますし、日本人で判明していない結果については欧米の研究を参照しながらアレンジを加えていけば良いと思います。

朝食は準備に時間をかけられず、いつも同じような食事内容になる傾向があるので、冒頭で述べたように、**朝食には本書で紹介するようなエビデンスを反映した内容にすることを提案したい**と思います。

コレは誤解している！　その2

糖質制限すると、腸内の〝ヤセ菌〟が増えてやせられる

マウスでは、糖質制限で腸内の「ヤセ菌」が増えたが…

糖質制限を推奨する医師は、マウスの食事から炭水化物を制限すると、腸内細菌のうち「ヤセ菌」が増えるという研究を引き合いに出すことがあります。

母親マウスから外界の細菌に触れずに取り出した赤ちゃんマウスは、無菌のまま育てると十分に体重が増えないことが知られています。

この無菌マウスに「正常」マウスの腸内細菌を移植すると27％体重が増えたが、一方、無菌マウスに「肥満」マウスの腸内細菌を移植したら47％も体重が増えたという有名な研

究があります(10)。

食事を変えたわけでもないのに、肥満マウスの腸内細菌をもらった無菌マウスは肥満になったのです。この実験から、腸内細菌が肥満の原因にかかわっていると考えられます。

肥満と腸内細菌の種類に関する報告によると、肥満マウスはFirmicutes《ファーミキューテス》と呼ばれる種類の細菌が多く、やせマウスはBacteroidetes《バクテロイデーテス》と呼ばれる種類の細菌が多くいることがわかっています。

Firmicutesが肥満に影響する「デブ菌」、Bacteroidetesがやせに影響する「ヤセ菌」である可能性が示唆されます。

そして、マウスの食事から炭水化物を制限して減量させると、ヤセ菌であるBacteroidetesが多くなりました。

これらの菌の頭文字をとって、デブ菌をF菌、ヤセ菌をB菌とし、これらの比率をFB比と言うこともあります。

これらの結果を基にヒトでもヤセ菌を増やそうといった動きがありますが、残念ながら、**特定の菌種でやせたり太ったりすることがヒトで証明されているわけではありません。**

腸内細菌の分布を改善することのメリットは今後解明されてくる可能性はありますが、**重要なことは病気を減らして健康でいることであって、腸内細菌の常在菌のバランスを良くすることがゴールではありません。**

本書で紹介するエビデンス（科学的根拠）のほとんどが、結論として病気が減った、あるいは死亡率が減ったという研究を基にしているのもそのためです。

多くの研究では、ある食事や薬で血圧が下がったとかコレステロール値が改善したといった結論を導いています。これは大切なことではありますが、**私たちの食生活の参考にすべき研究は、心臓や脳の病気やがんが減った、死亡率が下がったという結論を導いているものです。**

腸内細菌の比率も血圧値やコレステロール値と同様に、健康管理の途中の指標にすぎないのです。

現代人の食は糖質に偏っている

私は、**現代人は糖質を制限すべきというより、糖質過剰な状態にあり、それを是正すべきである**と思っています。

たとえば、極端な例を挙げれば、子供が大好きなふりかけごはんと味噌汁というメニュー。ふりかけは味付けの要素が強くて栄養素が少なく、味噌汁も（具によりますが）ほとんどが水分ですから、この組み合わせでは99％が糖質ということになります。

ここにタンパク質や野菜のおかずを追加すると、自然に糖質の割合が低くなって結果的に糖質制限になります。

サラリーマンがお昼によく食べるラーメンとチャーハン。これも糖質に偏っていますね。おにぎりやうどんは手軽ですし、立ち食いそばなども、忙しい時には本当に助かります。カップラーメンもお湯を注ぐだけで温かいものが食べられ、調理もほとんど不要なので、小腹がすいた時にはありがたい存在です。

こんなふうに、現代人の食は糖質に偏りすぎており、今の時代は、糖質が過剰な状態を緩和する方向にあるのだと思います。

しかし、**極限まで糖質を減らしたほうが良いという考え方は、前述のように効果が証明されていないどころか、危険性も指摘されています**。

また、私たちの祖先がまったく炭水化物を摂っていなかったわけではないので、歴史を根拠にするにも説得力に欠けると思います。

醤油の材料に小麦が使われているから「たまり醤油」にしましょう、という極端な糖質制限を主張する人々もいますが、小麦アレルギーがないならば、そこまでしなくても良いと思います。

コレは誤解している！　その3

糖質はまったく摂らないほうが良い!?

ケトン体ダイエットでは、カラダ本体が傷む

最近では、糖質を極端に制限し、ケトン体を生成して脂肪を燃やしましょう、と謳う「ケトン体ダイエット」も登場しています。

糖質は最も即効性のある熱源です。

ヒトが活動する時には、この糖がエネルギーとして使われます。この糖を摂らず、エネルギーが不足すると、次なるエネルギー源として肝臓が脂肪を燃焼してケトン体という物質を生成します。

脳はブドウ糖をエネルギー源にしていますが、ブドウ糖が足りなくなると、これらのケトン体をエネルギー源とします。ほかの臓器もブドウ糖が足りなくなると、ケトン体に頼るようになります。

そこで、ケトン体がつくられる時には脂肪が燃えるわけだから、ケトン体の生成を促すように食事をコントロールしましょうというのがケトン体ダイエットです。

しかし、一方、脂肪のみが思い通り燃えてくれるとは限らない、という意見もあります。**脂肪の代わりにカラダを形成しているタンパク質が燃えてしまう恐れがあるのです**。

ケトン体は、タンパク質を構成しているアミノ酸からも生成されます。ブドウ糖が不足してエネルギーが不足すると、脂肪だけでなくアミノ酸もケトン体に変換され、エネルギーの元となります。

また、アミノ酸はブドウ糖にも変換されてエネルギー源となることも考えられます。ということは、カラダを構成するタンパク質が消費されてしまう可能性があるということです。

これは、筋肉や臓器を自ら食べてしまうことを意味します。

これを医学用語では「異化《いか》」と呼んでいます。カラダの分子を小さい構造にして分解して自己消化してしまうのです。

脂肪が分解されればやせられますが、タンパク質が分解されると筋肉や臓器など自分のカラダを消耗することになります。

これはたとえれば、ストーブにくべる薪《まき》が底をついてしまい、家をこわして壁や柱までもくべているようなものです。これでは、家の中はますます寒くなってしまいます。

ケトン体でやせようとするのは、同じようなリスクがあるということです。

極端な糖質制限で死亡率が上昇するのは、このようなメカニズムによるものかもしれません。

糖質は「すべて」悪者か——全粒穀物の効用

では、糖質はすべて悪者であり、減らすべきなのでしょうか。実は**「精製」するというプロセスが問題であって、糖質の摂り方によっては病気の予防につながる**ことを示した研究をご紹介しましょう。

これは2016年に発表されたもので、行ったのは、イギリスのインペリアル・カレッジ・ロンドンの研究グループです。(11)

この研究では、穀物の摂取と心血管をはじめ各種の疾患の発症と死亡リスクとの関連を、45の研究（64の論文）を集め、統計学的に検討、解析しました。

その研究によると、全粒穀物を1日に90gプラスすると、心血管疾患の発症リスクが

22％、全死亡リスクが17％低下しました。全粒穀物90ｇとは、全粒パン1枚、または全粒シリアル1カップ、全粒ピタパン1・5枚に相当します。

詳しく見ていくと、全粒穀物の摂取量が1日、90ｇ増えると、冠動脈疾患が発症するリスクが19％、脳卒中のリスクが12％、心血管疾患のリスクが22％低下しました。

また、すべてのがんによる死亡リスクは15％、全死亡リスクは17％低下しました。

呼吸器疾患、感染症によって死亡するリスクも、それぞれ22％、26％の低下が見られました。

さらに、注目したいのは糖尿病による死亡率への影響です。なんとそのリスクは51％も低下したのです。

精製穀物や白米などでは、摂取量と死亡率との間には関連が見られませんでした。

日本では、ふわふわの白い食パンが主流ですが、この**食パンを全粒パンや全粒シリアルに切り替え、量を少し増やすことを検討してみるのも良い**と思います。

コレは誤解している！　その4

カラダの脂肪を減らすのは体型維持が第一の目的。脂肪自体はそれほど悪いものではない

日本人のエネルギー節約志向遺伝子がアダに

日本人は「倹約遺伝子」を持っている、と聞いたことがあるかと思います。

お金を使いすぎずコツコツためることを「倹約」と言いますが、同様に食べ物から摂取したカロリーをため込む体質をつくる遺伝子を「倹約遺伝子」と呼んでいます。これは、少ないエネルギー量で生きていける、いわば「燃費の良い」体質となる遺伝子です。

たとえば、「β《ベータ》3‐アドレナリン受容体遺伝子」や「UCP‐1（アンカップリングプロテ

イン1）遺伝子」と呼ばれる遺伝子などがこれで、欧米人と比較すると日本人が多く保有していると言われています。

こういった遺伝子のために太りやすくなったり、糖尿病などの病気になる可能性が説明できる、という仮説がアメリカのニールという研究者によって提唱されました[12]。

食料の少ない時には生存に有利な遺伝子ですが、飽食の環境では逆に肥満や糖尿病になりやすくなる不利な遺伝子です。

飢餓の時代に生き抜くために必要だった倹約遺伝子は、飽食の現代では脂肪をため込む厄介な存在になってしまったのです。

そして日本人には倹約遺伝子を有する人が多く、そのため欧米人と比較して少ない食事量で糖尿病を発症しやすいのではないかと考えられています。

テレビなどで200kgを超える超肥満の人が登場するのは決まって外国で、**日本人ではそこまで太る前に糖尿病を発症します**。糖尿病が進行すると逆にやせてしまいますから、超肥満にまで至ることがないのです。

これらの遺伝子を調べることで太りやすい体質か糖尿病になりやすいかを判定できそうです。また、それを謳った商品やサービスも出回っていますが、残念ながら少なくとも現時点ではそれらの判定を受けるメリットは確立していません。

しかし、将来的には、遺伝子診断によって個別に適切な「テイラーメイド食事療法」などが登場するかもしれませんね。

内臓脂肪は病気をつくり出す元凶

男性にとって肥満とはお腹のまわりに脂肪がたまり、女性ではいわゆる二の腕や足まわりに脂肪がつくようなイメージを持っている方が多いと思います。

腹まわりが出てくるのは、腸のまわりに脂肪が蓄積されるのが原因で、この肥満は「内臓脂肪」と呼ばれます。

一方で手足にたまることが多く、指でつまめる脂肪は「皮下脂肪」です。

内臓脂肪による肥満を、その外見から「リンゴ型」肥満、後者の皮下脂肪による肥満を「洋ナシ型」肥満と呼んだりすることもあります。

肥満はこの2つにはっきり分類できるわけではなく、内臓脂肪と皮下脂肪が混在していますが、中年以降の男性の場合は内臓脂肪がメインで蓄積することが多いのです。

内臓脂肪と皮下脂肪のどちらが見た目に悪いかは別にして、医学的には内臓脂肪が危険と言われています。内臓脂肪が蓄積することで、血管の病気にかかるリスクが高くなるのです。

というのも、この内臓脂肪は単にエネルギーを蓄えたり肥満した状態をつくり出すだけでなく、カラダをむしばむ物質を放出するからです。

その物質を総称して「アディポサイトカイン」と呼びます。

「アディポ」は脂肪、「サイトカイン」は細胞同士で連絡を取り合う生理活性物質を意味します。

脂肪組織はこのアディポサイトカインを活発につくり出している、人体最大の内分泌器官とも呼ぶことができます。

このアディポサイトカインには様々なものがあり、その働きによって単純に善玉、悪玉に分けられます。

悪玉のほうには、PAI-1（プラスミノゲンアクチベーターインヒビター）、TNF-α《アルファ》（腫瘍壊死因子α）、レジスチン、アンジオテンシノーゲン、IL-1β《ベータ》（インターロイキン-1β）などがあります。

PAI-1は、血をかたまらせ、血栓（血のかたまり）をつくりやすくし、TNF-α、レジスチンはブドウ糖の取り込みに必要なインスリンの作用を妨げます。

アンジオテンシノーゲンは、末梢血管を収縮させ、血圧を上げる作用があります。

IL-1βは、炎症反応に深くかかわっています。

これらの物質が**肥満細胞から多く分泌されることで、糖尿病や高血圧、脳梗塞・心筋梗塞の発症の引き金となる**のです。

心筋梗塞は炎症物質が原因。これを標的にした予防・治療も

これらの**悪玉サイトカインはさらに、全身にまわり、炎症を起こします。**

心筋梗塞といった心血管疾患も、悪玉サイトカインが心臓の血管壁に炎症を起こすことが原因と考えられるようになりました。

最近では、心血管疾患の予防や治療のためにこれらの炎症物質をターゲットにした薬の開発も進められています。２０１７年に発表されたＣＡＮＴＯＳ（The Canakinumab Anti-inflammatory Thrombosis Outcomes Study）と名づけられた臨床試験では、炎症物質のひとつであるＩＬ-１βをターゲットにした抗体であるカナキヌマブが心血管疾患による死亡などの予防に有効であることが示されました。

現時点（２０１８年１月）では、この目的で本邦で処方することはまだできませんし、処方可能となっても当初は高価格になることが予想されます。

しかし、この薬剤が新しい予防・治療戦略になってくることは確実です。これまでは心筋梗塞などの再発予防には、アスピリン（商品名：バイアスピリン）などのいわゆる「血液サラサラ」の薬を除けば、リスクファクターである高血圧・脂質異常症・糖尿病などの改善がもっぱらの治療でしたが、**これからは原因物質そのものをターゲットにした薬剤が**

次々と登場してくるでしょう。

膝の痛みも悪玉アディポサイトカインによって起こる

現代の日本人の多くは膝の痛みに悩まされており、体重による負担が影響しているのは想像にかたくないと思います。

実際、膝の痛みで整形外科などを受診すると、「体重を減らしましょう」と言われることがあります。

しかし肥満による**膝痛は、この物理的な側面だけでなく、脂肪細胞などが分泌する悪玉のアディポサイトカインがかかわっている**と考えられています[13]。

お腹まわりについた脂肪から分泌されたアディポサイトカインが血流に乗って、遠く離れた膝関節の周囲に炎症を引き起こしているのです。

膝の痛みのある人が体重を減らしたほうが良いのは、力学的な負荷を減らすだけでなく、アディポサイトカインを改善するという意義もあるのです。

一方、アディポサイトカインのうち善玉とされる仲間で有名なのは「アディポネクチン」で、これは動脈硬化を防ぐなどの作用があります。

「ネクチン」は接着、くっつくという意味です。

内臓脂肪が蓄積すると、この善玉役のアディポネクチンの分泌が低下するという逆相関関係があります。

逆に、脂肪細胞のサイズが小さくなるとアディポネクチンは増えて、人体に有益な結果がもたらされるのです。

食生活や運動で、この良質なアディポネクチンを増やしていきたいものです。

なお、食習慣の改善によって体重を減らす際、同じ体重減少幅であったとしても、食事を低脂質にするのではなく、**低炭水化物にしたほうが、アディポネクチンの分泌が増加したという報告もあります**[14]。

キケンゾーンに入る内臓脂肪のたまり具合とは？

高血圧があるだけでも、脳卒中や心筋梗塞などの心血管疾患のリスクは数倍になります[15]。

内臓脂肪型肥満は高血圧・糖尿病・脂質異常症などのリスクになりますから、これらのリスクは重複しやすくなりますし、重複すると血管の病気のリスクはさらにかけ算をするように何倍にもなってしまいます。

そのため、内臓脂肪型肥満がある場合は、高血圧・糖尿病・脂質異常症と診断されるより軽い状態、つまり血糖値や血清脂質（ＨＤＬ-コレステロールと中性脂肪）、血圧が一定以上の値を示している時点で注意喚起をして、血管の病気を早期から予防しなければなりません。

この、肥満をベースとして軽度異常値を満たす場合を「メタボリックシンドローム」として、色々な病名がつく以前に対策が講じられるようになりました。

太った人を「メタボ」と言うことがありますが、厳密には体型だけでなく、血糖値・脂質・血圧が異常な領域に差しかかっている状態をさすのです。

厚生労働省の発表では、40－74歳の男性に2人に1人、女性の5人に1人がメタボリックシンドロームが強く疑われるかその予備軍で、日本に約2000万人に上ると推定されています。

では、内臓脂肪がどのくらいたまったら、危険ゾーンに入るのでしょうか？

その境界線は、CTスキャンで撮影した内臓脂肪の面積が100㎠を超えた場合であることが報告されています。これは年代、性別で共通です。

一方の皮下脂肪は、そのリスクとの関連は低いということもわかっています。

内臓脂肪の面積はCTで測定できますが、現実的には手間がかかりすぎるので、簡便に測定できる腹囲を目安としています。この100㎠に相当する腹囲が、男性では85㎝以上、女性では90㎝以上です。腹囲は、おへそまわりのサイズのことで、ウエストではありません。

次章から、今までお話ししてきた血管の病気予防に効果的な食生活を中心に、臨床研究を基に説明していきたいと思います。

※各値の異常値

脂質異常――トリグリセリド150mg／dl以上、HDL-コレステロール40mg／dl未満のいずれか、または両方

高血圧――最高（収縮期）血圧130mmHg以上、最低（拡張期）血圧85mmHg以上のいずれか、または両方

空腹時血糖――110mg／dl以上

第3章

コレステロールは悪者か？

どの食べ物を制限すべきか

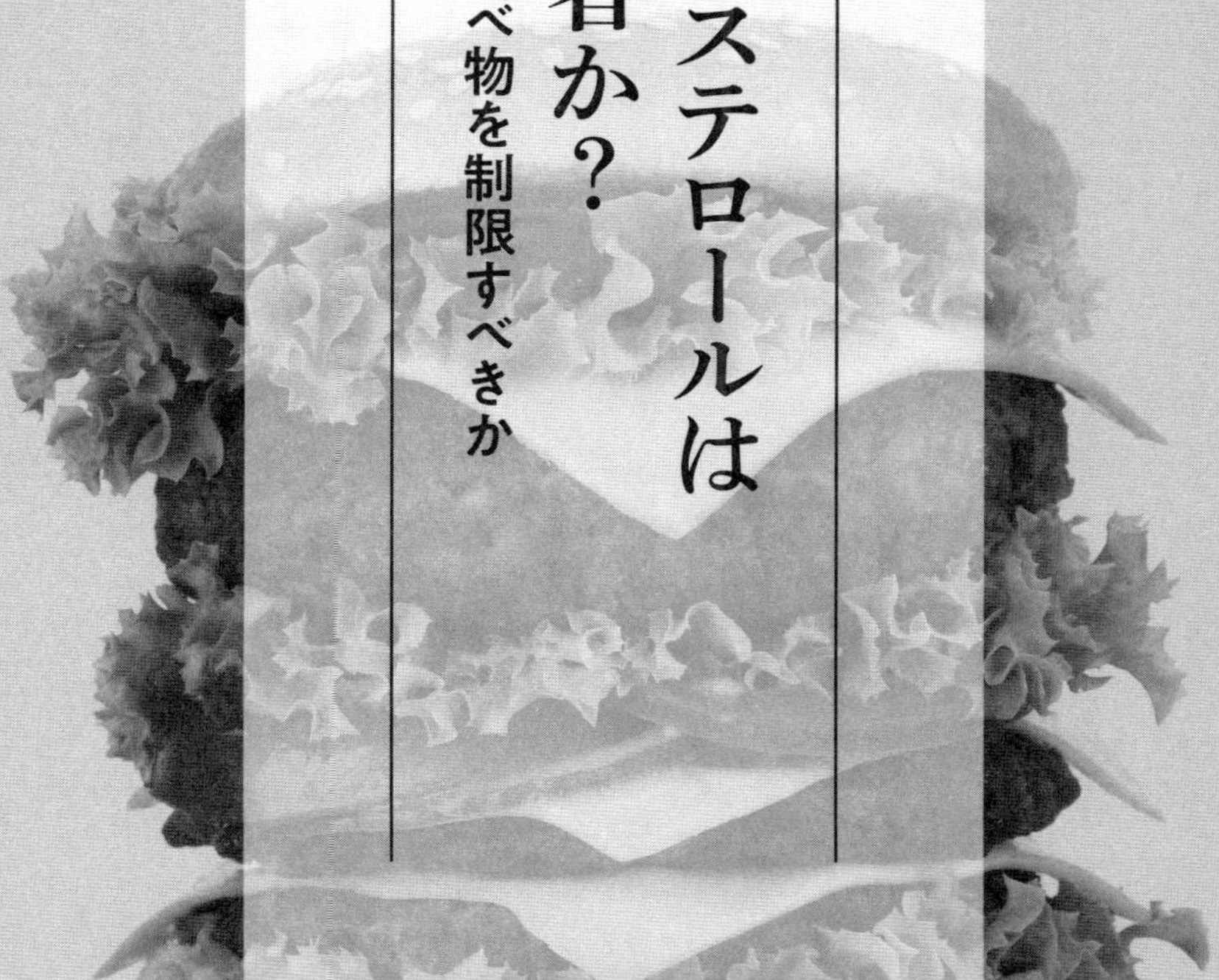

コレステロールの摂取量に制限はなくなった?

コレステロール――健康診断を受ける時、脂っこいものを食べる時、気になる言葉ではないでしょうか。

2015年、厚生労働省がこんな発表をしました。「(コレステロールの)摂取量は低めに抑えることが好ましいと考えられるものの、目標量を算定するのに十分な科学的根拠が得られなかったため、目標量の算定は控えた」と。

ちょっとわかりにくい表現ですね。これまでは、コレステロールの摂取量は成人男性では1日750mg未満に抑えましょうなどと「目標量」が示されてきました。特に、タマゴや脂っこい食事を避けましょう、というやつです。

しかし、今回この摂取の目標量をなくしたというのです。これを受けて、マスメディアは「コレステロールは気にしなくて良い」といった報道をし、また先立って日本脂質栄養学会なる団体が「コレステロール値は高いほうが良い」と発表していたことも相まってコレステロールについて混乱が生じてしまいました。(ちなみに日本脂質栄養学会の主張は間違いであることが指摘されています)

これらの報道によって、病院の外来や講演会で「コレステロールは気にしなくて良いん

第3章

コレステロールは悪者か？

どの食べ物を制限すべきか

ですか？」「タマゴは食べても良いのでしょうか？」とか「コレステロールは高いほうが良いと聞きました」といったご質問やご意見を多くいただきました。

それまでは、コレステロールはカラダに悪いから控えましょうと言われてきたので、戸惑った方が多かったようです。

では、これからはコレステロールは気にせず摂って大丈夫なんでしょうか？

今でもスーパーには「コレステロールゼロ」を謳った商品が陳列されていますし、健康診断の項目からコレステロール値がなくなったという話も聞きません。

混乱が生じるのももっともだと思います。しかし、実はコレステロールや中性脂肪をどのように管理すべきかは何十年も前から明らかになっていたことで、２０１５年に行われた厚生労働省や動脈硬化学会の発表はそれに準じたものなのです。これから詳しく解説していきましょう。

血管壁にこびりつく困り者

そもそもコレステロールとは何でしょうか？

コレステロールは水に溶けないアブラの仲間で、高校の授業で習った「亀の甲羅」のような形がいくつか連なった化学構造をした分子です。

動物では、**体内の状態を整えるためのホルモンの材料になる**ことが古くからわかっていました。男性ホルモン・女性ホルモン・鉱質コルチコイドなどと呼ばれるものです。コレステロールはカラダに必要な栄養素なのです。

ちなみに焼肉屋さんで言うホルモンは、腸や肝臓など、正肉以外の部位をさすもので、ここで言うホルモンとは日本語では同名でも異なるものです。

少し歴史をさかのぼりますが、第二次世界大戦が終わる頃から、米国などで心筋梗塞が激増しました。心筋梗塞は、心臓に酸素を送る血管、「冠動脈」が詰まってしまい、心臓の筋肉が壊死して死亡に至ることもある病気です。

当時はなぜ冠動脈が詰まるような病気が起こるのか、なぜ戦後に増えたのかまったくわかっていませんでした。

国を挙げて大規模な調査を行ったところ、いくつかの原因がわかってきました。喫煙、高血圧に加えて血液中のコレステロール値が高いことが、疫学的に心筋梗塞の危険因子(リスクファクター)であることが明らかになったのです[1]。

これまでホルモンをつくる材料と認識されていたコレステロールが、動脈硬化の原因物質でもあったのです。

よく「血管が詰まる」という言い方をしますが、詰まるより前に「血管が狭くなる」という現象が起こります。

血管の内側にコレステロールが蓄積することで、血管の内腔《ないくう》が狭くなってしまうのです。血管が狭くなるとその先の臓器に送られる酸素が足りなくなりますが、これが心臓の冠動脈で起こり、心臓の筋肉への酸素が少なくなって胸の痛みといった症状が現れると「狭心症」と呼ばれます。

この血管に潜り込んだコレステロールが血管内にむき出しになり、それを覆《おお》うように血液の塊ができると血管が詰まってしまい、心臓で起これば「心筋梗塞」、脳で起これば「脳梗塞」になるわけです。

コレステロールは血管を狭くしたり詰まらせてしまう原因物質であり、やはり摂取するのを控えるのが良さそうに感じますね。

血液の中には比重の異なるコレステロールがある

さて、コレステロールはアブラの一種ですから、そのままでは水分である血液中に溶け込むことはできません。

そこで、「リポプロテイン」と呼ばれる大きな分子となって血液中を運ばれていきます。リポプロテイン（lipoprotein）の「リポ」は脂質、「プロテイン」はタンパク質をさします。

コレステロールをはじめとした脂質はタンパク質とくっついて、水に溶ける性質になっています。アブラが水と混ざった状態になっているのは、牛乳の性質にも似ています（この油分を分離したのがバターです）。

リポプロテインには色々な種類があり、含まれるコレステロールやタンパク質によって比重が異なります。コレステロール（脂質）を多く含むと軽くなるため比重（density）が低いLDL（low density lipoprotein）、少ないとタンパク質が多くなり比重の高いHDL（high density lipoprotein）になります。

LDLは肝臓から全身にコレステロールを運び、HDLは全身からコレステロールを回収すると覚えておいてください。

このLDLに含まれるコレステロールをLDL-コレステロール、HDLに含まれるコレステロールをHDL-コレステロールと呼びます。

コレステロールで動脈硬化のリスクを評価できる

コレステロールのみならず、血液中のLDL-コレステロールやHDL-コレステロールが測定できるようになると、動脈硬化との関係もより詳しくわかるようになってきました。

血液中LDL-コレステロール値が高いほど、またHDL-コレステロール値が低いほど、冠動脈をはじめとした動脈硬化に関連した病気になりやすいことが明らかになったのです。この関係は、欧米だけでなく日本でも確認されました。

LDL-コレステロールは動脈硬化を起こすため「悪玉コレステロール」、HDL-コレステロールは逆に動脈硬化を減らすため「善玉コレステロール」というふうに呼ばれているのです。血液中のコレステロールはLDL-コレステロール、HDL-コレステロールのいずれも含んでおり、「総コレステロール」と表現されます。健康診断などでTotal-CとかT-cholなどの項目を目にしたことがあるかと思います。

総コレステロールが高いほど動脈硬化が進行するリスクになります。総コレステロール値は善玉であるHDL-コレステロールも含んだ値ですから、動脈硬化のリスクを正確に評価するために、LDL-コレステロール値とHDL-コレステロール値の両方を把握するわけです。

口から入るコレステロールと血液検査のコレステロールは別もの?

では、食べ物の話に戻ります。食物中のコレステロールは避けたほうが良いのでしょうか?

血液中のコレステロールには善玉も悪玉もありますから、摂るべきなのか避けるべきなのか迷ってしまいそうです。

結論から申し上げると、**「食物中の」コレステロール量と、「血液中の」コレステロール値はあまり関係ありません**。

実は、このことは1960年代にすでに明らかになっていました。

これを示すのは、コレステロールと心筋梗塞の関係を世界7カ国で調査した生理学のアンセル・キーズ博士が算出した数式で、通称「キーズの式」と呼ばれます[2]。

この数式によると、**血液中総コレステロール値の上り幅は、食物中コレステロール量の平方根（ルート）に比例します。つまり100摂っても10しか高くなりません**。

思ったより「コレステロールを食べたから血液中のコレステロール値が悪くなる」ことはないのです。

これまでコレステロールを多く含む食品としてタマゴ（鶏卵）が挙げられ、避けている方も多くいらっしゃいました。1日1個まで、と制限していた方も多いのではないでしょうか。

これに関して、タマゴを食べる量と、動脈硬化に起因する冠動脈の病気や脳卒中との関連を調べた調査があります[3]。

この調査では、タマゴを1日3個程度までなら、まったく食べない人と病気になる確率は変わらないという結果でした。

もちろん調理方法や食べ合わせによっては塩分や飽和脂肪酸が多くなりますが、**アレルギーでもなければ動脈硬化を避けるためにタマゴを控える必要はなさそうです。**

恥ずかしながら私もこのデータが出るまでタマゴは控えていましたが、今ではあまり気にしないようになりました。

タマゴのほか、タラコやイクラなどの魚卵、イカ・タコ、レバーやあん肝などの内臓などもコレステロールを多く含んでいます。

これらの食品も、かつては控えるよう食事指導がされてきました。もちろん控えるに越したことはないのですが、**血液中のコレステロール値を改善するために、おいしい食事を我慢してまでこれらを避けるという必要はない**と言えます。

「コレステロールゼロ」を謳った市販の食品についてですが、開発努力は素晴らしいと思いますし、人々を健康にしたいと考えている企業もあるとは思います。しかし、コレステロールゼロに加工するために一般的な調理とは別の材料や工程が加わる可能性があり、食感を保つための添加物などが心配です。

悪玉コレステロールを減らすたったひとつの方法

では、ここが最も知りたいところだと思いますが、悪玉を減らし善玉を増やすにはどうしたら良いでしょう？

食生活で言うと、まず「飽和脂肪酸」を減らすことです。なんだ、やっぱりアブラは減らすんじゃないか、と思われるかもしれません。ところが、コレステロールと脂肪酸はまったく異なる分子です。

機能を見ても、コレステロールはホルモンの材料であり、脂肪酸はエネルギーの貯留という、脂質らしい働きをしています。

飽和脂肪酸は動物性の肉に多く含まれており、この**飽和脂肪酸を多く摂ると、血液中のＬＤＬ（悪玉）-コレステロールが高くなる**ことがわかっています。

飽和脂肪酸を多く含む食品として、脂身の多い肉や、バター、ラード、やし油（ココナッツオイル）などが挙げられます。後述しますが、マーガリンに含まれるトランス脂肪酸も動脈硬化を促進します。

コレステロール値を適正化するためには、飽和脂肪酸を控えるほかに、多価不飽和脂肪酸（植物油や魚油に多い）を増やす、食物繊維を増やすことがすすめられます。

食事以外では、適正体重を保ち、運動することが推奨されます。なんだか、ありがちな生活指導になってしまいますが、エビデンスを基にした推奨内容ですから、参考にしていただければと思います。

必要な時には薬のチカラを借りよう

これまで述べてきたように、**LDL(悪玉)-コレステロールは低く抑えたほうが良い、という方針について、医学界ではまったく異論がありません。**

「コレステロールは高いほうが良い」と主張する一部の団体がありますが、データを集める際に肝臓の病気がある患者さんや食事量が減った高齢者が混じっているなど、コレステロールが低くなってしまう背景の対象者が含まれていることによるバイアス(偏り)が影響しているなど、研究の不備が指摘されています。

生活習慣によって病気を防ぐことが最も大切ですが、遺伝的にコレステロール値の異常があったり、生活習慣では追いつかない場合には薬の力を借りて改善することも考慮する必要があります。

コレステロールや血圧の薬を医者からすすめられると、「一生飲み続けなければいけなくなる」「副作用が怖い」と感じるかもしれません。

詳しくは担当の医師にお尋ねいただきたいのですが、生活習慣の是正によって薬の服用をやめられる患者さんは多くいらっしゃいます。また、なかなか改善しないようなら、コレステロールや血圧が高い状態を放置して脳卒中や心筋梗塞のリスクにおびえるよりも、薬を先人たちがつくってくれた「便利なもの」と理解して上手につき合っていただきたいと思います。

車や飛行機と同様に、不適切に使われると危険ですが、適切に使えば、薬は生活を向上させる道具の1種です。

悪玉コレステロールは何歳でも下げるべきなのか？

さて、LDL（悪玉）-コレステロールを下げる高脂血症治療薬に「スタチン」と呼ばれる一群の薬剤があります。本邦で発売されている主な商品はリピトール、クレストール、リバロ、メバロチンなどです。

スタチンは、肝臓内でのコレステロールの生成を阻害することで、血液中のコレステロールを下げようとする薬です。食事中のコレステロールを減らすのではなく肝臓での合成を減らしてコレステロール値を改善する、という理にかなった治療薬です。

このスタチンを開発したのは遠藤章氏（東京農工大学特別栄誉教授）という日本人です。

前述したスタチンのいずれも医薬品販売の上位にランキングされていて、世界中で多くの患者さんに飲まれています。病気を治す薬と異なり、予防する薬は効果が実感しにくいのですが、血液検査の結果がとても良くなるため、数値の面では確認しやすいと思います。

なお、高齢者の使用に関しては、スタチンは「将来の」心血管疾患を予防するために使われる薬のため、以前から疑問が持たれていました。

実際に、75歳以上では内服するメリットを強く支持する臨床試験はありません。それどころか、有害事象が増える懸念もあります[4]。

スタチンが心血管疾患を減らすのは確かですし、私も患者さんたちの将来の心血管疾患を防ぎたいがために処方することは多いのですが、年齢を考慮して使っていく必要がありそうです。

同様に、コレステロール対策として、若年・中年は飽和脂肪酸の多い赤肉は控えたほうが良いのですが、**高齢者は低栄養に陥らないように、肉をはじめとしたタンパク質は積極的に食べたほうが良い**と考えられます。

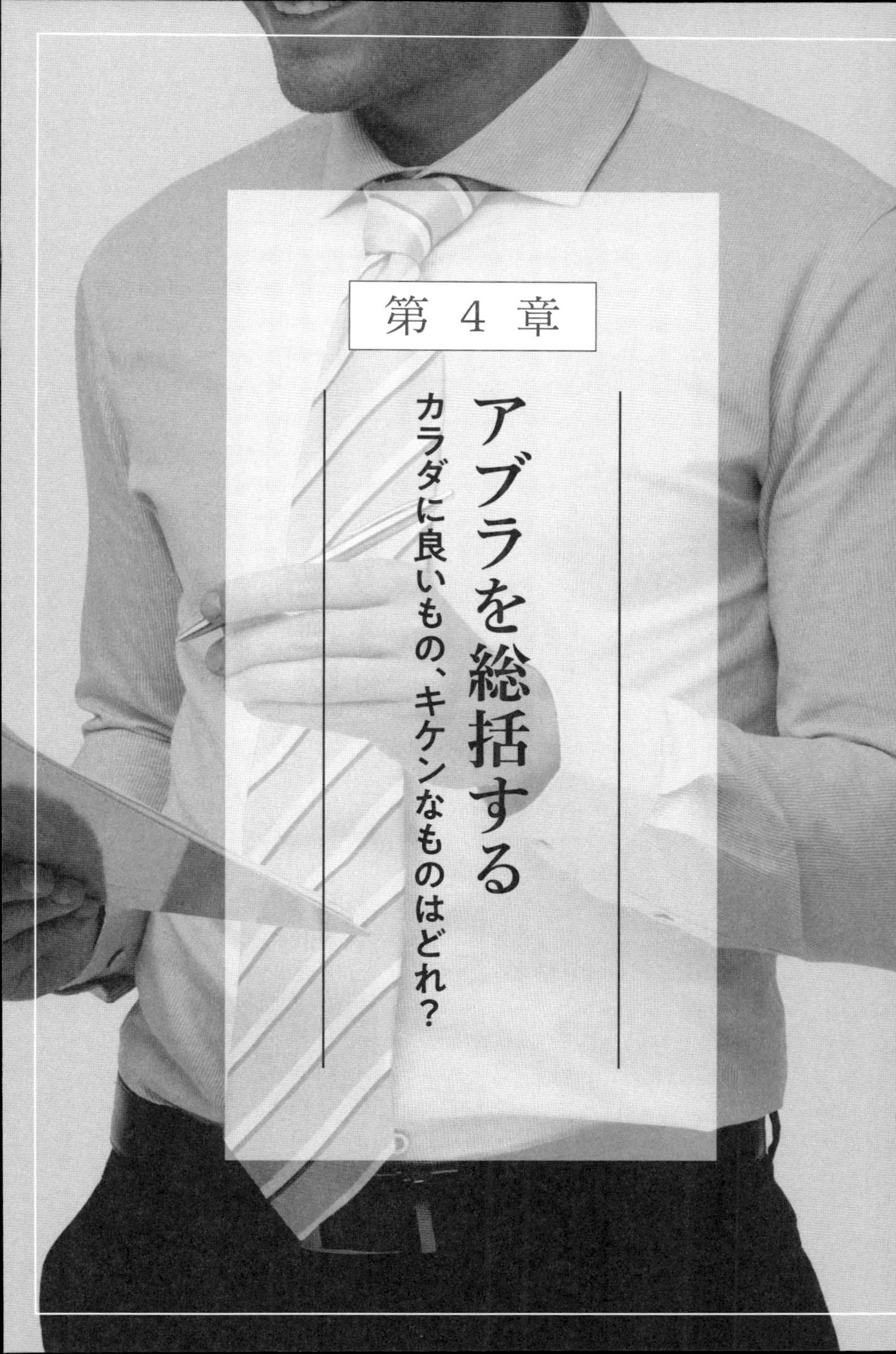

第4章

アブラを総括する

カラダに良いもの、キケンなものはどれ？

ＥＰＡ、ＤＨＡで長生きできるか？

最近は、アブラについて様々な情報が飛び交っています。一体、どのアブラを毎日の食事に取り入れたら良いのか、この章で整理します。

ＥＰＡ（エイコサペンタエン酸）やＤＨＡ（ドコサヘキサエン酸）はカラダに良いとよく言われていますが、一体それは、本当でしょうか？　これまでに得られている知見を基にして考えてみたいと思います。

ご存知のように、ＥＰＡやＤＨＡは魚、特に背の青い魚（「青魚」とか「光り物」と呼ばれます）に多く含まれるアブラです。

そもそも、ＥＰＡやＤＨＡはなぜ健康に良いと言われ始めたのでしょう？

１９６０年代から、心血管疾患はアブラ（脂質）と関係することが示されてきました。しかし、デンマーク人とイヌイットを比較すると、食事から摂る脂質の割合が同じなのに、イヌイットと比べてデンマーク人は10倍も多く心筋梗塞を発症していたのです[1]。

両者の血液を調べたところ、イヌイットではＥＰＡやＤＨＡの濃度が高く、これによって病気が防がれている可能性が示唆《しさ》されました。以来、世界中でＥＰＡやＤＨＡで病気を予防する臨床研究が行われてきました。

アブラの種類と特徴

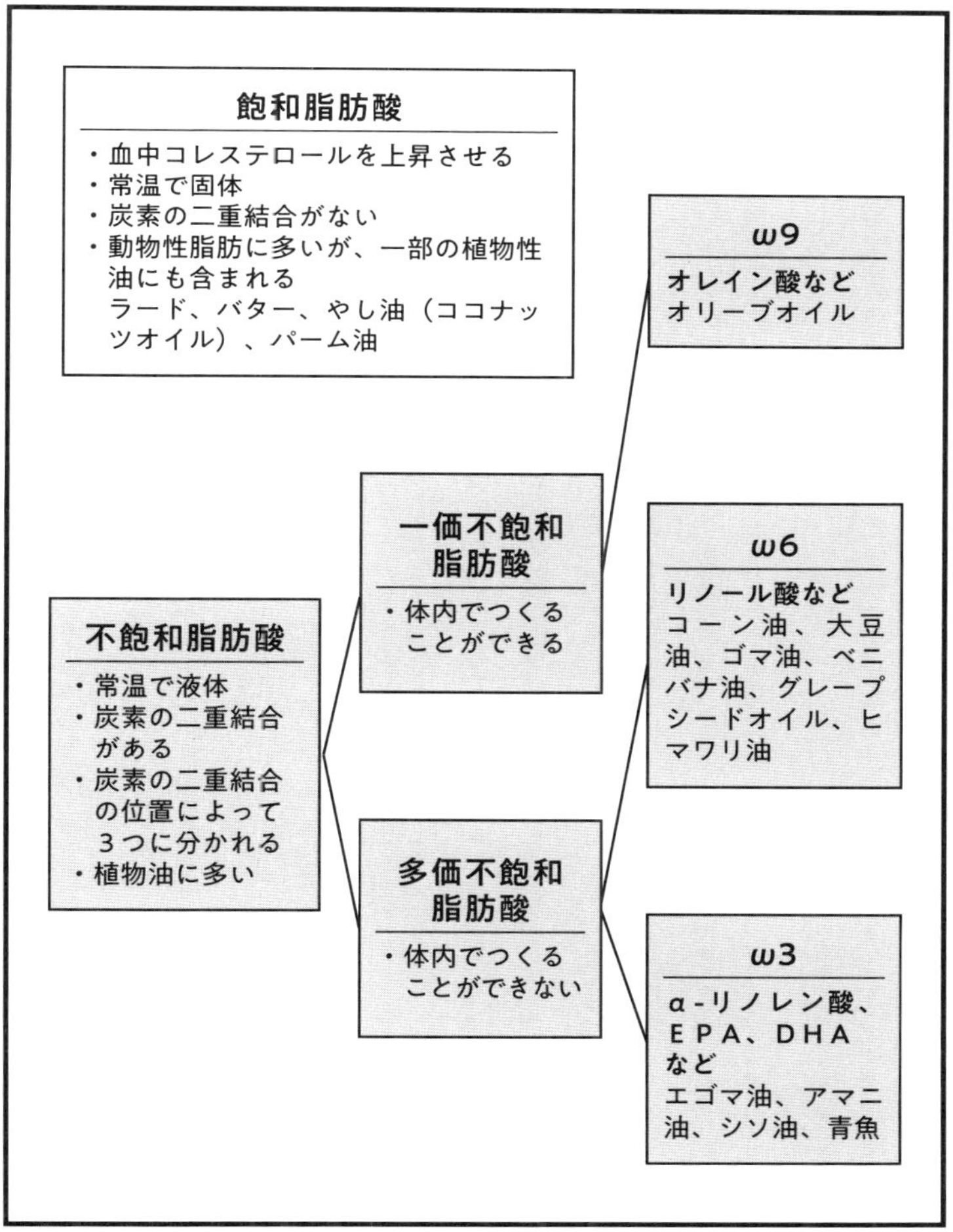
飽和脂肪酸
・血中コレステロールを上昇させる
・常温で固体
・炭素の二重結合がない
・動物性脂肪に多いが、一部の植物性油にも含まれる
ラード、バター、やし油（ココナッツオイル）、パーム油
不飽和脂肪酸
・常温で液体
・炭素の二重結合がある
・炭素の二重結合の位置によって3つに分かれる
・植物油に多い
一価不飽和脂肪酸
・体内でつくることができる
多価不飽和脂肪酸
・体内でつくることができない
ω9
オレイン酸など
オリーブオイル
ω6
リノール酸など
コーン油、大豆油、ゴマ油、ベニバナ油、グレープシードオイル、ヒマワリ油
ω3
α-リノレン酸、EPA、DHAなど
エゴマ油、アマニ油、シソ油、青魚

しかし、**ＥＰＡやＤＨＡを多く摂っているグループで心筋梗塞が少ないと言っても、予防効果が証明されたわけではありません。**

本来、ＥＰＡやＤＨＡの効果を証明するためには、ＥＰＡやＤＨＡを飲むグループと、それらと見た目も味もそっくりな偽薬《ぎやく》（プラセボ）を飲むグループを設定し、長年の経過を追って発症率が異なることを示さなければいけません。

そのグループ分けは、くじ引きでランダムに割り当てるのが条件です。被験者も研究者にも、どちらのグループに入っているかどうかはわからないようにしなければなりません（ダブルブラインドと呼びます）。

日本ではかつて、ＥＰＡを摂ったグループはそうでないグループと比較して冠動脈の病気が少なかったという研究が発表されたことがあります。[2]

しかし、この研究はグループ分けが被験者にも医師にも明確であったこと（ダブルブラインドではない）や、冠動脈の病気の中でも診断について医師のさじ加減の入る余地のある狭心症が含まれるなど、ＥＰＡの効果を確定するには十分でない要素が含まれていることが指摘されています。

この点を克服した海外の臨床試験では、ＥＰＡやＤＨＡは心臓に関連した病気を減らすことはありませんでした。[3]

信頼性の高い解析でも効果なしの結果が…

以上の臨床研究から、EPAやDHAの効果として、少なくとも心血管疾患の予防に関してはあまり期待できないと思われます。

また、世界中で行われた臨床研究を統合することで信頼性の増した統計結果を得るメタ解析という手法があり、EPAやDHAをこの手法で調べたところ、やはり効果は認められませんでした(4)。

よって、結論としては効果は期待できないはずですが、これらの研究が行われてきた経緯を無視して、たとえば当初のデンマークとイヌイットの調査結果や、一部の効果ありと結論づけられた単体の臨床試験を使って、EPAやDHAが商業的に宣伝されているのが現状です。

とは言っても、飲んで有害となることはあまりないので、目くじらを立てることはないかもしれません。

しかし、臨床試験で用いられた製剤が安全であっても、市販のサプリメントがまったく同一の成分というわけではありません。

また、サプリメントを飲んで自覚症状が出ない限り医療機関を受診することはないので

（つまり、害を自覚しないことがある）、安全性を担保できません。

そして何より、心血管の病気のリスクのある方ほどこういったサプリメントに頼る傾向があるでしょうから、飲むことで安心してしまって医療機関を受診する機会を奪っている可能性もあります。

一方、EPAやDHAを多く含む魚をたくさん摂っている人は、心筋梗塞その他の病気の発症が低いという研究結果が本邦での研究でも証明されています[5]。

これらの成分そのものにこだわらずに、あくまで、魚を食卓にのせて積極的に摂るほうがはるかにメリットが大きいのです。

摂れば摂るほど健康になるアブラ

では、毎日のお料理に使うアブラは何が良いでしょう？

確実にカラダに良いアブラとしておすすめできるもの――それを証明したのは、2016年にスペインの研究者が発表したPREDIMEDという研究です[6]。

この研究はスペインの7地域で16の研究グループによって行われました。

対象者としたのは、心血管系疾患のリスクは高いものの試験を始めた時には発症を経験していない人、7447人(55~80歳)で、これらの人を無作為に次の3種の食事をするグループに分けました。

①ナッツ類を加えた地中海食(ナッツの中身はクルミ15グラム、ヘーゼルナッツ7・5グラム、アーモンド7・5グラム、合計30グラム。無料で支給されました)。

②エクストラバージンオリーブオイルを加えた地中海食(オリーブオイルを週に1リットル無料支給しました)。

③低脂肪食(対照群)

この食事を約5年間続けたところ、③の低脂肪食のグループに比べて、①や②のナッツやオリーブオイルを加えたグループは、心筋梗塞・脳卒中の発症、心血管疾患による死亡するリスクが約3割低下しました。

この研究はもっと長期に続けられるはずでしたが、約5年で結果が明らかになったので、早期に中止されました。

動脈硬化はアブラの摂取によって進行すると考えられていたので、この研究は意外なものでした。

脂分の多いクルミとアブラそのものを加えることが、逆に血管の病気の発症リスクを低下させる方向に働いている——10年前であれば、想像できない結果でした。

この研究をふまえ、**今の時点でおすすめできるアブラは、オリーブオイル**と言えます。

しかし、オリーブオイルをゴクゴク飲むと健康になるというわけではありません。あくまで積極的に料理に使うようにすれば良いアブラです。

エゴマ油、アマニ油は良いか？

ＥＰＡやＤＨＡと同じ仲間のアブラにエゴマ油やアマニ油があります（ω３系と分類されています）。

これらはカラダに良い、と使っていらっしゃる方もいるでしょう。

これらのアブラを使った臨床試験を組んだ場合、おそらく良い結果が出る可能性は高いと思われます。

しかし、**オリーブオイルのように広く使われているアブラではありませんし、価格も高いので、数千人、数万人を対象とした臨床試験は組みにくい**でしょう。

そのため、良い結果が得られていないと考えられます。

オリーブオイルは、地中海に面した広いエリアで大量に使われているので、大人数を対象にした臨床試験を行いやすい、という利点があると思います。

バターよりマーガリンが健康的?

かつてバターは動物性脂肪であり飽和脂肪酸を多く含むため血管に悪さをする、だから代わりにマーガリンを使おうという運動が欧米で展開されてきました。

バターは動物性のため、牛乳から水分を除くと固体になります。

バターのような飽和脂肪酸はその化学構造から固体になりやすいのですが、不飽和脂肪酸は液体の形をとります。

飽和脂肪酸は常温で固体の動物性油脂に多く、不飽和脂肪酸は常温で液体の植物性油脂や冷たい海に住む魚などに多く含まれます。

バターの代用とするため、液体の植物性油に水素を添加して飽和脂肪酸に近づける方法が考えられ、この代用品、つまりマーガリンは安価かつ健康的と思われました。

そのため、バターよりマーガリンが推奨されるようになりました。

実際、アメリカではバター消費量が減り、1950年台にはマーガリンの消費量のほうが上まわって、この傾向は1990年台まで続きました。

しかし、2000年頃から、「トランス脂肪酸」が問題となり、消費量は再び逆転しました。

植物性油脂に水素を添加した時、自然界にはあまり存在しないトランス脂肪酸という物質が多く生成されます。

この**トランス脂肪酸を多く摂ると心筋梗塞など動脈硬化に関連する病気になりやすいこと**がわかってきました。51万人以上の人を対象としたいくつかの調査結果をまとめたところ、トランス脂肪酸を多く摂るほど、冠動脈疾患になりやすいことが明らかになっています(7)。

こういった調査の結果、2013年にアメリカでは加工食品への使用が規制されました。

常温でも腐らない不思議なコーヒーフレッシュ

マーガリンのほかにトランス脂肪酸を多く含む食品として、コーヒーフレッシュが挙げられます。飲食店ではコーヒーフレッシュは無料で使い放題のうえ、常温で置いてあることがほとんどだと思います。特に気にかけなければ一見、乳製品と思ってしまうかもしれません。

しかし実際には、植物油を水素添加などで乳製品に近い状態に加工したものが多く使われています。こういった製品を、「飲むプラスチック」などと言う人もいるようです。

一度に大量に使うわけではありませんが、習慣になると長期的に摂取することになります。ですから、**コーヒーを飲む際にはブラックが良い**と思います。

海外で甘い緑茶に出会って驚いた経験をお持ちの人もいらっしゃるでしょう。日本では、お茶はストレートで飲む方がほとんどですよね。

同様に、コーヒーもブラックでいただく習慣にすれば良いでしょう。

とは言っても飲み方には好みもありますから、もし加えるとすれば、**コーヒーフレッシュの代わりに牛乳か、できれば豆乳をおすすめします**。

パリパリの食感のスナック菓子にご注意!

食べ始めたらやめられない、ポテトチップスをはじめとしたスナック菓子。このスナック菓子の食感をサクッ、パリッとするために加工品に多く使われるショートニングにもトランス脂肪酸が含まれています。ショートニングをまったく使わないのは現実的ではないかもしれませんが、意識しておくことは大事なことです。

さて、このトランス脂肪酸について、日本では具体的な規制はありません。

農林水産省は、日本人の場合、平均的な食生活では、トランス脂肪酸の過剰摂取に気をつけるというより、むしろ食品からの脂肪全体の過剰摂取に注意する必要があるとしています。

つまり、アブラそのものの摂取量が過剰で、しかも飽和脂肪酸の摂取量が問題だとしているのです。

農林水産省が平成27年6月24日に発表した調査では、日本人が各食品群から摂取しているトランス脂肪酸の合計は、1日1人あたり平均で0・92〜0・96gと推定されています。

これは、国際機関の専門家会合が推奨しているトランス脂肪酸の摂取目標の上限値の半分程度です。つまり、海外の平均摂取量に比べても、日本人のトランス脂肪酸の摂取量はかなり低い傾向にあります。

また消費者庁の対応は「食品事業者に対し、トランス脂肪酸を含む脂質に関する情報を自主的に開示する取組を進めるよう要請する」と、自主的な開示にとどまっています。対応が甘すぎるという批判はあるようですが、極端に多く摂らなければ直ちに危険ということはないと思われます。

それにマーガリン、ショートニング、コーヒーフレッシュの代わりになるものがすぐにつくれるわけでもないですし、生産している会社にも大きな打撃になります。

また、これらの製品が嗜好に合っている方もいるでしょう。よって生産を禁止するのではなく、**私たち消費者が賢くなって上手につき合っていく必要がある**と思います。

トランス脂肪酸の代替油、パーム油も怖い

さらに最近では、トランス脂肪酸に代わるアブラで特に注意したいものがあります。それは、パーム油。

2006年と2010年に発売された家庭用のマーガリン、ファットスプレッド、ショートニングのデータを比較すると、銘柄によっては、トランス脂肪酸の含有濃度が減少している一方、飽和脂肪酸が増加しているのです(8)。

パーム油はアブラヤシからつくられるアブラで、植物油とはいうものの、飽和脂肪酸を47%も含んでいます。豚肉の飽和脂肪酸の含有量が13%、牛肉は11%ですから、その高さがよくおわかりいただけるでしょう。

このパーム油は、マーガリンやファットスプレッド、ショートニングのほか、お菓子やインスタント食品にも用いられ、また、ファストフードなどの外食産業でも使われています。

〝植物油〟だから安心ではない

動物性脂肪と違って、植物油はすべて安心と勘違いしていませんか？　スナック菓子などの植物油を通して、知らず知らずのうちに動脈硬化を進ませる飽和脂肪酸をたくさん口にしていることもあり得るのです。

加工品やファストフードには私も個人的に好きなものもありますし、食べ始めると止まらなくなってしまうこともあり反省していますが、賢くつき合っていくことが大事だと思います。

農林水産省では、トランス脂肪酸が多く含まれる油脂の代わりにパーム油などを使えばトランス脂肪酸は低減できるものの、現在摂りすぎの傾向にある飽和脂肪酸の含有量を大幅に増加させる可能性がある、と指摘しています。

また、米国農務省（ＵＳＤＡ）は、食品事業者にとって、パーム油はトランス脂肪酸の健康的な代替油脂にはならない、という研究報告を公表しています[9]。

ココナッツオイルにエビデンスはあるか

ココナッツオイル（やし油）は、美容や健康に良いアブラとして宣伝されています。このココナッツオイルを新たに食事に加えるべきでしょうか？

ココナッツオイルは、ココヤシ果実の種子の中の胚乳部分から抽出、精製されたアブラです。

この脂肪の9割近くが飽和脂肪酸で、前述のように一般的には動脈硬化を促進する一連の物質のひとつです。

ココナッツオイルの効用として、次のようなことが謳われています。

脂肪の多くが飽和脂肪酸の中でも「中鎖《ちゅうさ》脂肪酸」であり、この脂肪はすばやく分解され、短時間でエネルギーになるので、体脂肪になりにくい。脳の働きを助ける。

現時点では、これらの効果に関して信頼できる臨床試験はまだ出ていないのが現状ですから、積極的に摂る必要はないと思います。

中鎖脂肪酸とは、鎖状につながった分子の長さが通常のアブラに含まれている長鎖脂肪酸の半分ということですが、その違いだけでカラダに良いかどうかは比較しにくいと考えます。

味覚の点でも、食事に取り入れにくい、というのが個人的な感想で、わざわざ食事に取り入れる必要もないと思います。

アブラはできるだけ「生」で使う

これは**どのアブラにも言えることですが、できるだけ火を通さないほうが良い**のです。アブラは加熱すると酸化します。この酸化したアブラは、のちほど説明するAGEというカラダをサビさせる物質を発生させ、動脈硬化を促進すると言われています。

一度加熱したアブラは再度使うと酸化が進みますから、なるべくなら再利用は減らしたいものです。

から揚げをつくる時には、フライパンなどにたっぷりとアブラを入れるのではなく、浅くアブラをとり、完全に材料を浸すのではなく、炒め揚げのようにすることをおすすめします。この方法でも、から揚げのように仕上げられます。

少量ですむため経済的ですし、捨てるのがさほど惜しく感じられないと思います。

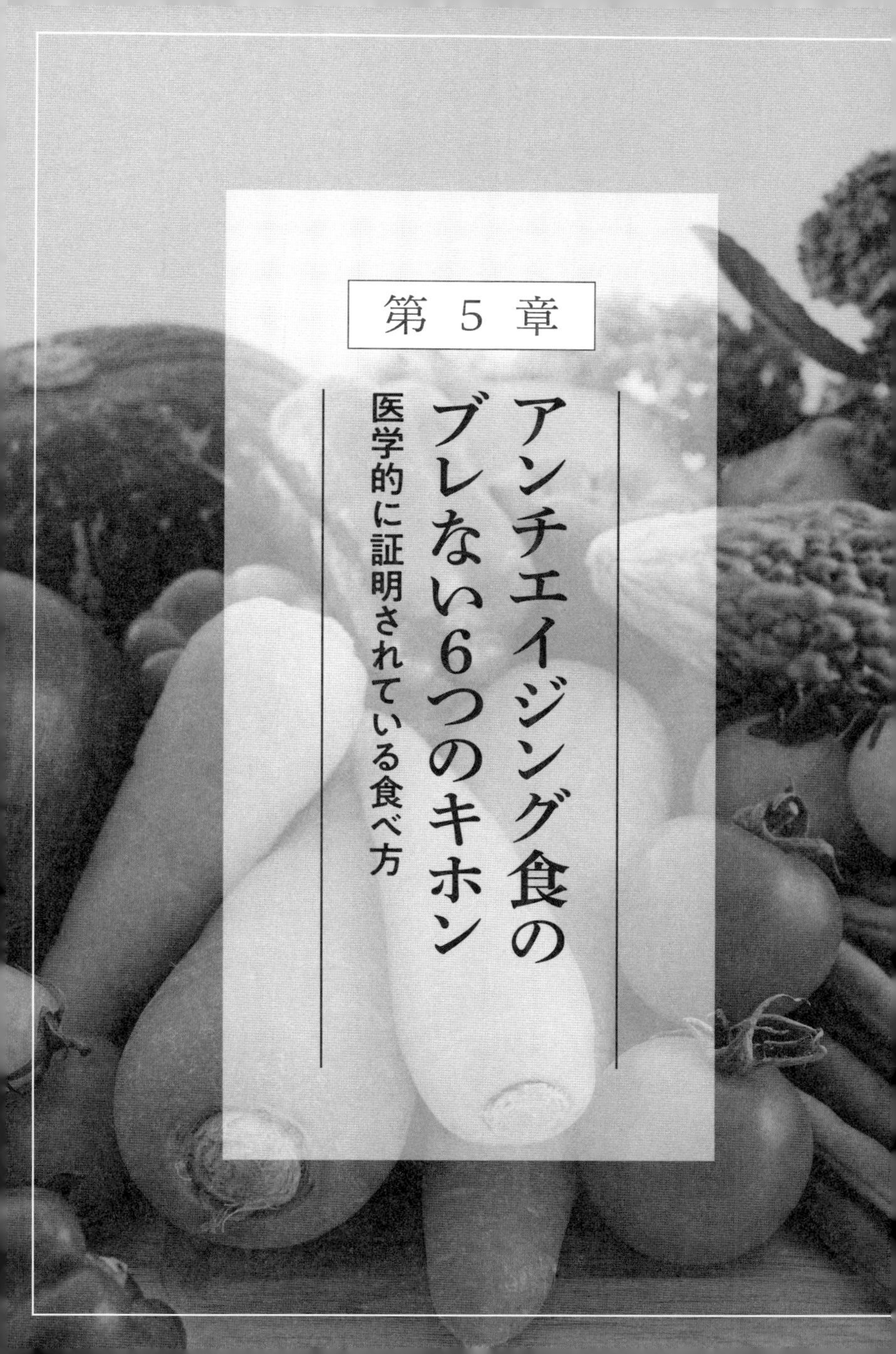

第5章

アンチエイジング食のブレない6つのキホン

医学的に証明されている食べ方

キホンその1

長寿食は身近にある

究極のアンチエイジング食とは？

先にも少し触れた「地中海食」。これこそ、健康に良いとしてデータに裏打ちされた食事です。

この食事はその名の通り、イタリア、スペイン、ギリシャなど、地中海に面した国の特に南側の地域の食生活に基づいています。

その特徴は、魚介類や豆類、果物を多く摂取し、肉類や乳製品の摂取は比較的少ないということ。また、赤ワインをよく飲み、アブラはバターなどではなく、オリーブオイルをたくさん使用することも特筆されます。

これらの地中海沿岸諸国では、イギリスやドイツ、北欧などに比べて狭心症や心筋梗塞などの虚血性心疾患が少ないことから、その食生活が着目されるようになったのです。

そのため、第3章でも触れましたが、1950年代後半から米国のアンセル・キーズ博士を中心に、日本、米国、フィンランド、オランダ、イタリア、ユーゴスラビア、ギリシャの7か国で食事と虚血性心疾患の関連を調べる疫学研究が行われました（「世界7カ国共同研究」）。

その研究によると、脂肪の摂取量はほぼ同等でありながら、米国やフィンランドでは、飽和脂肪酸を多く含む動物性脂肪の摂取量が多く、イタリアやギリシャなどの地中海沿岸諸国ではオリーブオイルなどの摂取割合が高いという特徴が浮かび上がりました。

そして現在よく知られているように、飽和脂肪酸は血液中のコレステロール値の上昇につながり、血液中コレステロール値が高いと冠動脈疾患による死亡率が高いという関係を示したのです。

第4章で、この地中海食にナッツとオリーブオイルを加えることで血管の病気の発症リスクが低下したＰＲＥＤＩＭＥＤという研究をご紹介しました。これは日本人の研究ではないものの、ナッツやオリーブオイルを控えるよりは取り入れる方向で大きく間違いないと考えられます。

日本には伝統のアンチエイジング食がある

魚、大豆、野菜や果物をよく食べる**和食は、地中海食と共通する部分が多く、地中海食は日本人が実践しやすい食事と言えます**。この和食がカラダに良いことを示す臨床データはないのか、という質問をよく受けることがあります。

和食は世界の広範囲の地域で日常的に食されているわけではないため、多くの人を対象に長い期間にわたって経過を追いかけるような大規模な試験の実現は困難なのが現実です。直接的に証明されたわけではありませんが、これまで病気の予防に効果が期待されている魚、野菜などの食材が和食には豊富であり、今後は世界に発信できるようなデータが取れたら良いと思っています。

伝統的な和食の欠点を挙げるとすれば、米の量が多いことと塩分が多くなりがちだということでしょう。近年では、炭水化物を減らすことや塩分を控えることが認知されてきて、実行する方も多いと思います。

実際、厚生労働省「国民健康・栄養調査」によると、炭水化物や塩分の摂取量は減っているようです。この点においては、和食はより健康に資する食生活になってきていると言えるのではないでしょうか。ただし、飽和脂肪酸の摂り過ぎには注意したいものです。

キホンその2

野菜は裏切らない——がんを防ぐ、老けないための野菜とは

朝たっぷりの野菜を食べれば、昼・夕は自由に

冒頭でお話ししたように、私の朝食はどんぶり1杯の野菜です。野菜をたっぷり摂ることは20代から心がけていましたが、大学院を修了した2011年頃からボウル1杯の量の野菜を恒常的に食べることを自分に課してきました。

朝にどんぶり1杯の野菜を摂れば、あとは1日、食事は基本的に自由、と決めています。食事すべてを臨床研究の結果に従うことはできませんし、外食や飲み会も大好きだからで

す。

野菜をたっぷり摂る効用は医学的に証明されており、また、野菜を摂りすぎて害になるという結論に至った信頼に足る試験は見当たりません。

また第4章の研究データに従えば、**野菜を食べる時にはナッツを入れて、オリーブオイルをかけるのが最も有力な食べ方**だと考えています。

そこで、かつてはオリーブオイルでドレッシングをつくったりしていましたが、最近は市販のドレッシングも手軽で、様々な味付けのおいしいものが出ているので、これを利用しています。

ただ、市販品はしっかりとした味付けで、時々飽きてくるので、オリーブオイルと調味料だけにすることもあります。野菜は、ブロッコリーやトマト、アボカド、キャベツなど、季節に合わせて様々な種類を利用します。

大学院生時代はスプラウトのがん予防効果を研究したので思い入れがあり、スプラウトもよく入れています。

ちなみにスプラウト（sprout）とは「芽」のことで、食品に使われる場合は、野菜や穀物を発芽させて間もないものをさします。

市販されているものでは、かいわれ大根をはじめ、アルファルファ、もやしなど数十種類ほどありますが、そのいずれかを加えたりします。

ある特定の野菜がカラダに良いとか、アンチエイジングに良いなど、巷《ちまた》では様々な情報が流れていますが、1種類の食材に傾倒するのではなく、季節や地域に合わせた野菜、穀物、果物を積極的に摂り入れるのが良いと思います。

以上、なんだか普通の栄養指導みたいですが、野菜を多く摂ることは強調しすぎることはありません。

がんを防ぐアブラナ科の野菜

野菜の中でも、**自分で意識して摂るようにしているのはアブラナ科の野菜**です。

アブラナ科の野菜としては、大根、キャベツ、ブロッコリー、チンゲン菜、カブ、水菜、ルッコラ、ワサビなどがあり、生で食べると舌にピリっとくるのが特徴です。

これらの野菜は十字架のような形で4枚の花びらを咲かせるので、かつてはアブラナ科ではなく「十字花科」と呼ばれていたそうです。英語ではcruciferous vegetableと呼ばれています（cruciが十字形を表す接頭辞）。

これらの野菜は、傷つくとイソチアネートという成分を出して、昆虫や菌から身を守っています。

舌にピリっとくる感じや鼻にツンとくる香りがこれで、この成分は、ヒトでがんの予防効果が報告されています。

アブラナ科の野菜を多く摂る人はがんにかかりにくいことを示した、日本から発表された研究として、国立がん研究センターの社会と健康研究センターによるＪＰＨＣ研究（Japan Public Health Center-based prospective study for cancer and cardiovascular diseases）があります[1]。

ＪＰＨＣ研究では、日本各地の10保健所管内の住民、45～74歳の約8万人のアブラナ科野菜の摂取量と肺がんの罹患《りかん》リスクを調べました。タバコを吸うグループと吸わないグループで2つの群に分け、さらに男女別に摂取量によって4つのグループに分けました。すると、喫煙しない男性の中では、**アブラナ科野菜の摂取量が最も多かった群では、最も少なかった群と比較して、肺がん発症のリスクが51％低くなっていました**。

過去に喫煙していた男性でも、リスクが41％と大幅な低下が見られました。

また、同じＪＰＨＣ研究では、閉経前の女性では、**アブラナ科野菜の摂取量が多いほど乳がんになりにくい**と報告されています[2]。

緑黄色野菜で胃がん予防

先ほどのＪＰＨＣ研究の別の調査によると、**緑黄色野菜を多く摂る男性では胃がんが少**

ないという結果も出ています[3]。

アブラナ科にも緑黄色野菜にも該当しないレタスやキュウリも、シャキシャキとして食感は良く、水分が多い割に食物繊維は少ないのですが、カサを増やし、全体的な摂取カロリーを減らしてくれることが期待できます。

そして、ここにナッツを加えたりすると良いでしょう。

私は休日などの朝、もう少し食べようと思う時には、野菜にナッツやスモークサーモンなどを添えて、加えて納豆か魚にご飯を半膳ほど。これだけでもお腹は満たされます。

目安は腹六分目。腹八分目でも多いのです。腹六分目で十分です。

食べる順番も重要——野菜は先に食べよう

「食べ順」にもちょっとこだわってみませんか?

食事の際、野菜を先に食べるようにすると健康に良いと、どこかで耳にした方もいらっしゃるかもしれません。

野菜を先に食べると、野菜の摂取量が増えるということは、実験でも証明ずみですから、これはおすすめです[4]。

実際に、お腹をすかせて食卓についた時、最初に野菜料理が出てきたら、食事中に出された時より多く食べることは、経験的にも理解できそうですね。

果物をたくさん摂るのは良くないか?

そして、野菜とともにおすすめなのが果物です。

果物には果糖が多く含まれているので避けたほうが良いと主張する医師が——特に、糖尿病を診る医師に多いものです。

たしかに、果糖自体は血糖値を上げやすいことが知られています。

しかし、**果物が果糖を多く含むと言っても、果糖分子そのものと果物がヒトに対する効果が同一とは限りません。**

また、**糖尿病の患者さんの血糖コントロールと糖尿病の予防は方法が異なる**こともあります。

実際、**果物を多く摂ることで糖尿病のリスクが低下する**ことが示されています。(5)

また、**リンゴを摂取することによりがんのリスクが減る**という研究報告があり、リンゴは疾病予防効果が期待されます。(6)

昔から言われてきた「リンゴが赤くなると医者が青くなる」「リンゴ1個で医者いらず」は理にかなっているわけです。

キホンその3

牛肉、豚肉のがっつり系は時々の楽しみに

大腸がんリスクを上げる肉とは

「肉は控えましょう」「肉はどんどん食べましょう」――今はどちらの意見も飛び交っており、とまどっていませんか？

結論から申し上げると、肉の中でも「赤肉」または「畜肉（家畜の肉）」と呼ばれる**牛、豚、羊の肉は飽和脂肪酸を多く含み、コレステロール値を悪化させること、また、一部のがんにも関連していることから、若い方から中年・壮年であれば控えるに越したことはありません。**

しかし、食は生活の大事な楽しみですので、定期的に身体チェックをしながら、毎食にならない程度に上手に楽しむのが良いと思います。

私は焼肉もステーキも大好きですが、肉を食べる時には、前菜として野菜を多く摂ったり、たとえば炒め物であれば一緒に野菜を多めに入れたりするようにしています。

さて、肉食のリスクですが、**赤肉は大腸がんのリスクを上げる**ことが、様々な研究から明らかになっています。

先にご紹介した日本のJPHC研究では、女性では、赤肉の摂取量が多いグループ（約80g／日以上）で結腸がんのリスクが高くなりました[7]。

この研究では、男性の場合も、肉類全体の摂取量が多いグループ（約100g／日以上の群）で結腸がんリスクが高くなっています。

男性も、牛肉、豚肉が肉摂取量全体の85％を占めることから、赤肉の摂取と結腸がんのリスク上昇との可能性は否定できないと結論づけています。

赤肉に対し、「白肉」と呼ばれる肉が鶏肉や鴨肉などです。

こちらは大腸がんなどのリスクを上げる可能性は指摘されていません。

健康のために選ぶなら、焼肉より焼き鳥。そのほうがお財布にもやさしいですね。

キホンその4

魚と豆腐でがん、認知症予防

魚はやっぱり良い！

残念なことに、日本では、魚離れが進んでいるようです。魚をおろして刺身にするにしても、焼くにしても、ウロコや骨のある魚は、肉に比較して調理に手間がかかることなどが、魚を台所から遠ざけている原因のひとつでしょう。

しかし、**魚は動脈硬化に関連する病気や認知症を予防する効果が期待できます**。魚に多く含まれるEPAやDHA自体には高い効果は期待できないので、これらの栄養素をサプリなどの単体で摂るのではなく、日本人が伝統的に親しんできた魚をいただくのが良いと思います。

特に、最近は流通・保存法が発達したおかげで、刺身が手に入りやすくなっています。我が家では魚を丸ごと買ってきておろすことが多いのですが、これがめんどうなら「サク」で売っているものを求めてはいかがでしょうか。スーパーや魚屋で刺身の状態まで切ってあるものより、サクのほうが保存がきき、格安です。ぜひ自宅で切ることだけは挑戦いただきたいものです。

刺身は塩だけでもおいしく食べられますし、淡泊な白身などはオリーブオイルもよく合います。

前立腺がん、乳がんを防ぐ食べ物

昔から日本人の食事に欠かせない食材、大豆。大豆がカラダに良いということは、皆さんもよくご存知のことと思います。

この**大豆でホルモンがかかわるがんの発症が抑えられる**、ということがわかっています。これもＪＰＨＣ研究ですが、**男性では、前立腺がんの発症リスクが低下します**(8)。

大豆製品（豆腐・納豆・油揚げなど）を多く摂取する人ほど、前立腺内にとどまる限局性前立腺がんのリスクが低下することが明らかになりました。

この傾向は61歳以上の男性に限定すると、さらに顕著に見られたということです。

もともと前立腺がんは欧米人に多く発症していましたが、生活習慣の欧米化のためか日本人でも増えてきています。ぜひ、和食かそれに近い食習慣に回帰したいところです。

同じJPHC研究では、味噌《みそ》汁と乳がんの関係も明らかになっており、**1日3杯以上味噌汁を飲む人たちは、乳がんの発生率が40%減少した**ということです(9)。

我が家でも自宅で味噌をつくっていますが、とてもおいしい味噌汁が味わえるので、おすすめです。ただし塩分には気をつけたほうが良いですね。

また同じ研究で、肥満している閉経後の女性では、**大豆製品を多く摂ることで糖尿病にかかるリスクが減る**、という結果が出ています(9)。

大豆に含まれているイソフラボンは、女性ホルモンに化学構造が似ています。イソフラボンはがんを予防する効果が実験研究で報告されていますが、**イソフラボンそのものをサプリメントで摂ったほうが良いかどうかについては、まだわかっていません**。これまでほかの物質についてお話ししてきたように、良い食物であっても、その成分だけでは効果はあまり期待できないと思われます。

味噌汁や豆腐などの大豆製品をたっぷりと摂る日本の伝統的な食事は、もう一度見直したいものです。

魚や大豆製品を積極的に食事に取り入れている人も多いと思いますが、これはブレることのないアンチエイジング食の基本と言って良いでしょう。

キホンその5

本来、料理に塩分は不要、と心得る

食べ物はすべてナトリウム含有。料理に塩はいらない

和食は地中海食に近く、アンチエイジング食として望ましいのですが、塩分が多くなりがちなのが注意点であることは先ほどもお話ししました。

塩分は高血圧の最も大きな誘因ですし、加えてあらゆるがんの発症と関連が深く、特に、胃がんの大きなリスクファクターです。

摂取する塩分は、少なければ少ないほど良いのです。**臨床研究の結果からは、むしろ一切摂らなくても良いと言っても良い**ほどです。

人間は、必ずほかの生き物を食べないと生きていけません。人間がエネルギーにできるのは有機物――つまり、植物や動物などで、当たり前のことですが、石などの無機物を食べることはありませんね。

この有機物は必ず細胞の形をとっています。細胞の形が維持できているのは、むずかしい説明を省きますが、細胞の中にナトリウムが含まれているからです。**野菜（植物）の細胞にも肉（動物）の細胞にもナトリウムが含まれています**。

アマゾン川の上流に住み、海産物を摂らないと言われているヤノマミ族は、「ノンソルトカルチャー」と言って、まったく塩を用いない食生活を送っているそうです。

しかし、それでも食物由来の塩分は3・0g摂っているとのことです[10]。

ヒトが1日に必要な塩分量は1・5gと試算されていますので、ノンソルトカルチャーであっても、必要量をオーバーしていることになります。

このように、有機物を食する人間は十分ナトリウムを摂っているわけですが、「おいしく食べる」ということになると、塩分摂取に関して、折り合いを考えていかなければいけません。

どの程度、塩分を足したらおいしく食べられるか。汁物は、おいしいと感じる濃度まで塩分を足していきますが、どうしても塩気が多くなりがちです。

また、市販の納豆に添付されているタレを全部そのまま使っていませんか？

「タレが足りない」という批判を避けるため、付属のタレは多めに入っていると考えるべきです。全部使わなくても十分な味付けになることを実感していただきたいと思います。

塩分に関しては、「慣れ」の問題が大きいので、薄味に慣れることが大切でしょう。

ヘルシーではない日本食もある

何種類も魚をいただけて、アブラも使わない。日本人なら皆さん大好きなおすし。とてもヘルシーな食べ物と思われがちですが、塩分と糖分が予想以上に多量に含まれています。

特におすしが大好きな方には、一度ご自分で酢飯をつくってみていただきたいものです。おいしいと感じるまでには、思ったより多くの砂糖と塩を加えていることを実感できると思います。

おすしはどちらかと言うと、嗜好品に近いと思います。

とはいえ、おすし屋さんに行って魚だけ食べて、すし飯を残すという食べ方はつくった人に対して失礼ですし、もったいない行為です。楽しむ時には思いっきりすしを味わう、そんな考え方でいきたいものです。

ほかにも、私の大好物であるうなぎのかば焼き。カロリーが高く、あの甘辛いタレには塩分と糖分がたっぷり含まれています。価格も高騰《こうとう》しているので年に何回も食べられませんが、いただく時には「重箱のすみをつつく」ように完食しています。

おいしいものをおいしくいただく、健康に良いものを選ぶ、このバランスが重要だと思います。

キホンその6

カラダをサビさせない調理法——「煮る」「ゆでる」「蒸す」をもっと

タンパク質と糖が結びついた「AGE」

最近、テレビや雑誌などでAGE（エー・ジー・イー）という言葉に触れたことはありませんか？

AGEは、Advanced Glycation End-productsの頭文字をとったもので、「終末糖化産物」と訳されます。カラダを老けさせる「糖化」という現象の結果生まれる産物で、奇しくも英語で年齢のことをさす〝age〟と同じスペルです。

血液中に糖があふれた状態が続くと、糖がタンパク質と結合して、AGEがつくられます。カラダは大半がタンパク質で構成されていますが、タンパク質が糖質と結びつくと劣化してしまいます。そして、その反応過程で様々な物質がつくられますが、その物質を総称してAGEと呼びます。

タンパク質と糖が結びつく反応は、20世紀はじめから食品科学者たちによって研究が進められてきました。この反応は、フランスのルイ・カミーユ・メヤールが詳細な研究を行ったところから「メイラード反応」と呼ばれています（メイラードはメヤールの英語読み）。

褐色の物質を生み出すところから、「褐変《かっぺん》反応」とも名づけられています。焼き鳥にこんがりとついた褐色の焼き色、炒めて褐色に変わった玉ねぎなどでは、このメイラード反応が起こっています。味噌や醤油が褐色をしているのは、このメイラード反応が発酵・熟成の過程でゆっくりと生じているためです。

カラダのあらゆる部分を老けさせるもと

焼き鳥についた褐色の焼き色は香ばしく、いかにも食欲をそそりますが、最近では、この**AGEが血管にダメージを与える**ことがわかってきました。

一度できたＡＧＥは消えることはなく、長くカラダにとどまって、血管を傷めます。腎臓や目、神経は毛細血管が多いので、ＡＧＥの影響を受けやすいのです。

また、ＡＧＥは血管の炎症の原因となって、動脈硬化を進めているとも考えられています。

骨を構成する**コラーゲンに糖化現象が起こると、骨の強度が下がり、骨粗鬆症になります**。骨粗鬆症には骨量ばかりでなく、骨の強度も重要な要素と考えられるようになっています。

また、**シミやしわ、たるみなど皮膚の老化とも関連が深い**と言われています。実際、皮膚のシミの部分にはＡＧＥが多くたまっています。ＡＧＥは肌を構成するコラーゲン同士をくっつける作用があるので、肌の弾力を失わせ、しわやたるみを生じさせます。美容業界では、このＡＧＥに着目して研究もさかんに行われています。

アンチエイジングドックでは、皮膚に沈着したＡＧＥの量を測定する機器などを導入しているところもあります。

高血糖状態でＡＧＥの発生はノンストップに！

このＡＧＥを発生させないためにはどうしたら良いでしょうか？

ＡＧＥは、口にする食べ物によって大きく左右されます。

まず気をつけたいのが一番の原因物質である糖質です。糖質を摂りすぎて高血糖の状態が続くと、体内でＡＧＥがたくさんできてしまいます。

高血糖が長く続くほどＡＧＥの量は比例して増えていきます。

フライドポテトのＡＧＥ量はゆでた場合の40倍に！

また、食品によってＡＧＥの含有量は異なります。具体的なＡＧＥ量は次ページの表をご覧ください。**肉類など動物由来で脂肪もタンパク質も多い食品は、調理する間にＡＧＥが新たに生成されます。**

一方、野菜、果物、全粒穀物、牛乳など、炭水化物を多く含む食品は、調理によってＡＧＥの量はあまり変化しません。

また、食品のＡＧＥ量は調理法によって、低く抑えられたり、ぐんと高くなったりします。**炒める、揚げるといった調理方法ではＡＧＥ量が増えますが、水分を多く使ったり、短時間で、しかも低温で調理する場合には、ＡＧＥは低く抑えられます。**

この表によると、同じ豆腐でも生で食べる場合と炒めた場合では、約6倍もの開きがあることがわかります。

各食品のAGE量

		食品	AGE量kU/1食分
脂肪		アーモンド（ロースト）	1,995／30 g
		マヨネーズ	470／5 g
		ピーナッツ（ロースト　無塩）	1,934／30 g
		クルミ（ロースト）	2,366／30 g
液体油脂		キャノーラ油	451／5 g
		オリーブオイル	595／5 g
		ゴマ油	1,084／5 g
肉類、魚類他	牛肉	牛フランクフルト（232.2℃で５分焼く）	10,143／90g
		牛肉（生）	636／90 g
		ローストビーフ	5,464／90 g
		あぶり焼き	6,731／90 g
		ビーフシチュー	2,199／90 g
	鶏肉	鶏肉（レモンとともにゆでる）	861／90 g
		鶏むね肉（ゆでる）	1,089／90 g
		鶏むね肉（20分フライにする）	8,750／90 g
		鶏むね肉（ホイル包みで中火で15分間蒸す）	952／90 g
		鶏骨付きもも（ロースト）	4,185／90 g
	豚肉	ベーコン（油なしで焼く）	11,905／13 g
		ポークチョップ（7分炒める）	4,277／90 g
	魚	鮭切り身（あぶる）	3,012／90 g
		鮭（オリーブオイルで炒める）	2,775／90 g
		鮭（生）	475／90 g
		鮭（スモーク）	515／90 g
		マグロ（しょうゆを加えて10分照り焼き）	4,602／90g
		マグロ（25分オーブンで焼く）	827／90g
	その他	米国製プロセスチーズ	2,603／30g
		豆腐（生）	709／90 g
		豆腐（炒める）	4,251／90 g
		タマゴ（大・目玉焼き）	1,237／45 g
		タマゴ（５分とろ火でポーチドエッグ）	27／30 g
炭水化物など		100%全粒粉パン	16／30 g
		食パン	25／30 g
		クロワッサン	334／30 g
		コーンフレーク	70／30 g
		ホットケーキ（ホットケーキミックス）	247／30 g
		白米（10分炊く）	9／100 g
		ジャガイモ（25分ゆでる）	17／100 g
		ジャガイモ（フライ　ファストフード店）	1,522／100 g
		ジャガイモ（家庭でフライ）	694／100 g
		クッキー（市販品）	531／30 g
		リンゴ（旭種＝マッキントッシュ）	13／100 g
		バナナ	9／100 g
		タマネギ	36／100 g
		トマト	23／100 g
調理品		チーズバーガー（ファストフード店）	3,402／100 g
		ピザ（薄生地）	6,825／100 g
		トーストチーズサンド	4,333／100 g

出典：J Am Diet Assoc. 2010;110:911-916

ジャガイモなら、フライはゆでた場合の約40倍ものＡＧＥ量になります。さらに、ファストフード店のフライは、なんと約90倍にも跳ね上がります。

「煮る」「ゆでる」「蒸す」調理で糖尿病が改善

実際に、ＡＧＥの発生を抑えた食事で糖尿病が改善しています。それを証明したのは、米国のマウント・サイナイ・アイカーン医科大学の研究グループによる研究です[11]。

対象者は１３８人で、61人は、普通のＡＧＥ量の食事、77人はＡＧＥ量の低い食事を１年間続けました。２つのグループは日頃食べている食品の種類は変えずに調理法を変えました。摂取カロリーも以前と変わりません。

調理法は、フライやグリル、オーブンで焼くという方法でなく、煮る、ゆでる、蒸す、煮込むなどの方法がすすめられました。

具体的な調理法とＡＧＥ量は以下の通りです。

●目玉焼きをゆで卵にする

目玉焼きのＡＧＥ量はタマゴ１個あたり１２００kU

←

ゆで卵にすると75kUに

●鶏の胸肉をグリルからゆでる方法へ

グリルすると84gあたりのAGE量は5200kU

←

ゆでることで1000kUに

●牛ステーキからビーフシチューに変える

ステーキ84gあたりのAGE量は6600kU

←

シチューにすると2200kUに

最終的に分析されたのはそれぞれ49人、51人のデータです。

すると、低AGE量のグループではインスリンの抵抗性が改善され（インスリンが良く働くようになり、糖が取り込まれやすくなる）、体重がやや減少、AGE、酸化ストレスと炎症に関する測定値も改善されました。

一方の対照群である普通のAGE量グループは、AGEが増加し、インスリン抵抗性、酸化ストレス、炎症反応を示す数値も上がりました。副作用と見られる事象は観察されませんでした。

この研究結果から研究グループは、ＡＧＥを発生しない調理法ほど、糖尿病の人のインスリン抵抗性を改善する、と結論づけています。

肉類を調理する際には、煮る、ゆでる、蒸す、煮込むなどの方法がカラダにやさしいようですね。

さらに、**レモンや酢など酸味のある食材を組み合わせることで、ＡＧＥの生成が抑えられます**[12]。

揚げ物にレモンを絞る、ビネガー入りの汁に漬け込んでから調理するという方法も良いでしょう。

コラム2

カロリー制限は最強の美容術

飽食で老け込んでしまう！

コラム1でご紹介した双子の研究は、経過を観察するだけの手法で、長生きするカラダだから「見た目」が若いのか、別の原因があって「見た目」もカラダも若いのか、つまり因果関係まではわからない、という限界があります。

こんな場合によく用いられるのが、ヒトに近い動物を使って行う「介入《かいにゅう》研究」です。これは、グループごとにAとBといった別々の食事を与え、その後の経過を比較するものです。

ヒトに近いアカゲザルを対象に、研究者が食事などに「介入」することで食事と老化の関係を調べた米国ウィスコンシン大学の研究によると、**食事量を制限しなかったアカゲザルのグループでは、寿命も短く、見た目も老け込んでしまう**という結果になりました(1)。

飽食をしたサル達は、3割カロリー制限をしたサル達と比較して、当たり前かもしれませんが肥満し、加えて糖尿病、がん、冠動脈疾患を発症し、脳の萎縮《いしゅく》が多く見られました。そして、見た目が老け込んでしまいました。背中は曲がり、目は落ちくぼんで目力はなく、毛も抜けて、老いぼれたサルとなってしまったのです。

一方のカロリー制限群では、飽食した群と比較して病気の発症が抑えられて、見た目も若々しい状態がキープされました。背中はしゃんとし、目もはっきりして輝き、毛もふさふさ。

この結果がそのままヒトに当てはまるわけではありませんが、これまでも様々な生物(酵母、線虫、ショウジョウバエ、マウス)でカロリー制限によって長寿になることが示されてきました。この研究は、ヒトでは実験しづらい研究をヒトに近い生物で行ったという意味で貴重なものです。

ポイントは「ヒトに近い動物で証明された」ということ

ウィスコンシン大学のこの研究グループは5年後の2014年にも「効果あり」、という結果を再び出していました。

専門的な話になりますが、これに対して、米国国立老化研究所(NIA)では、2012年に「寿命に差がなかった」という報告を発表し(2)、論争になっていました。

この2者の相異なる報告に対し、2017年1月に両研究グループが一堂に会して研究結果をさらに検討した結果が報告されました(3)。

こういった議論の分かれるテーマに対して両者がともに議論に参加するという姿勢は、科学の分野では望ましいことではあるものの実現されることは珍しく、とても素晴らしい試みと言えます。

結果として、若年でカロリー制限を始めた場合に寿命が延びる効果は見られなかったのですが、中高年で始めた場合には効果が見られました。

特に、オスは平均寿命の推計が全体よりも9歳ほど長い約35歳だったと言います。また、2つのチームの解剖データを調べたところ、開始年齢や性別にかかわらず、がんの発生率が15～20%低く、糖尿病や脳卒中などの病気の発症もより遅くなったということでした。

この実験は約30年をかけて行ったもので、ヒトを対象としてこのように長期間、同様の実験を行うことは不可能ですが、この研究はヒトに近い動物で長い年月をかけて行われたものであり、十分に参考に値すると考えられます。

「食べる量は控えめに」が健康長寿の秘訣です。

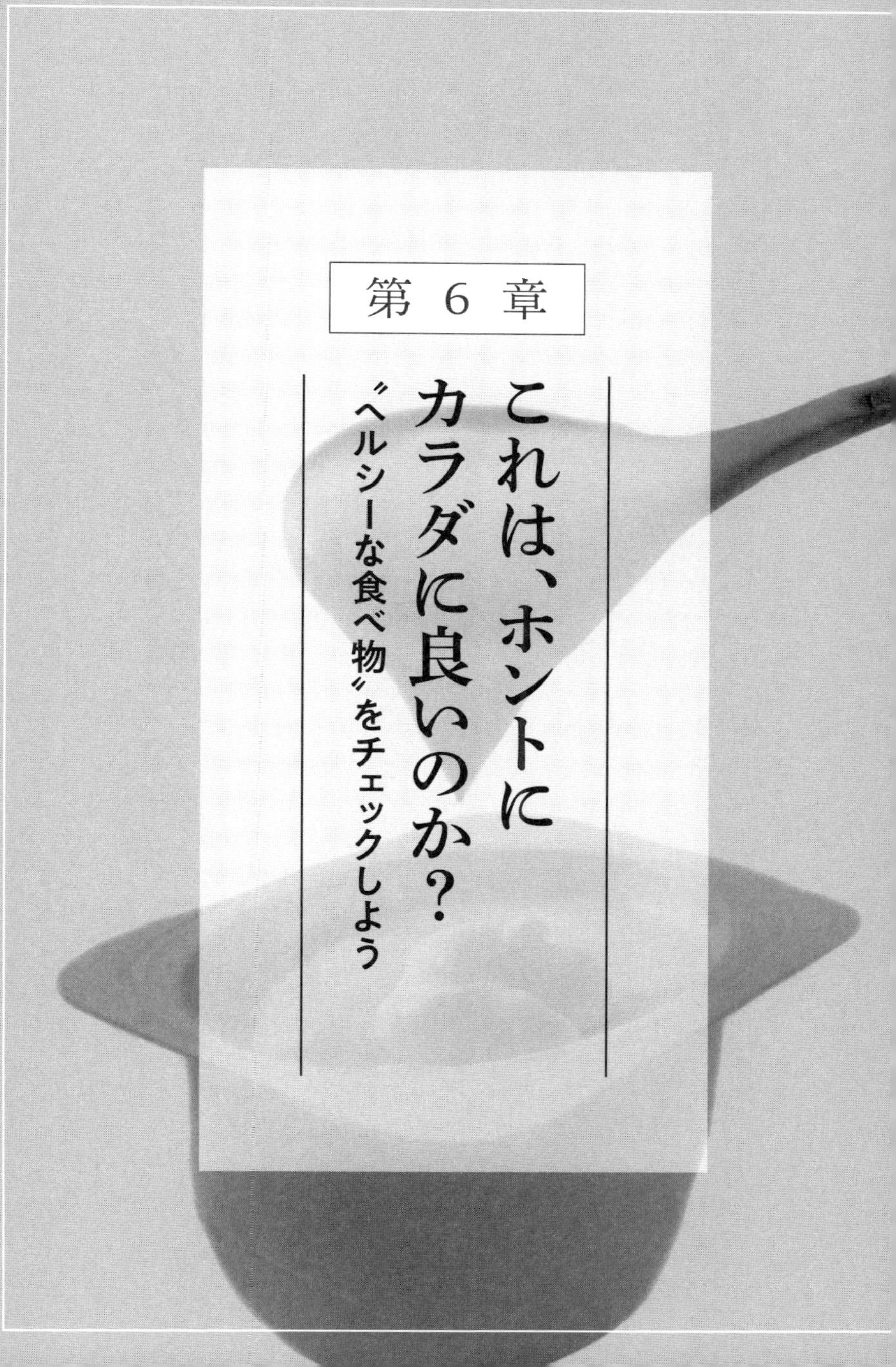

第6章

これは、ホントにカラダに良いのか？

〝ヘルシーな食べ物〟をチェックしよう

ヨーグルトで免疫力が高まる？

「ヨーグルトは健康に良い」はウソ？

ヨーグルトで腸の調子が良くなる、などと言われています。また、免疫力が上がるというように、色々なメリットがあることも耳にします。

果たして、それは本当でしょうか？

結論から言ってしまうと、ヨーグルトの効能は過大評価されていると考えられます。

しかし、一部には良い調査結果もあります。

まず、感染性（細菌やウイルスなど病原体によって起こる）腸炎については、いくつかの調査結果をまとめて解析したところ、「ヒトのカラダに良い影響を与える微生物」(probiotics＝プロバイオティクスと呼びます）を摂ると早く治るというデータがあります。(1)

しかし、いつもヨーグルトを摂っている人と、そうでない人とを身体的にまたは精神的に健康であるかどうかという調査をしたところ、差はなかったという結果でした(2)。

つまり、**感染性腸炎という一時的な病状に限っては効果は期待できるけれども、健康全体について考えると、あまり期待できない**と言えそうです。

免疫力を上げるのは良いことか？

では、「ヨーグルトで免疫が高まる」という説はどうでしょうか。

そもそも「免疫」とは外敵を排除する力で、小さな病原体がヒトに悪さをする「感染症」に対する防御力のことをさします。

しかし**現代日本人は、ほかの時代や地域と比較して感染症に苦しむリスクは非常に小さくなっています**。

傷から菌が入ったり結核で命を落とすことは、公衆衛生の改善や治療方法の確立で少なくなっています。

それでも免疫を高めたいと思う気持ちはわかりますし、企業もそこに目をつけて免疫力が高まると宣伝することが多いのだと思います。

しかし、**現代の日本ではむしろ免疫が過剰なために悩まされている人が多くなっている**

のです。

たとえば、ＳＬＥ（全身エリテマトーデス）やリウマチといった膠原病《こうげん》や、アトピー性皮膚炎、アレルギー性鼻炎、一部の喘息《ぜんそく》などのアレルギー疾患は増加傾向です。

膠原病は、自己免疫疾患のひとつです。自己免疫疾患とは、異物を認識して排除するはずの免疫システムが自分自身の細胞、組織にまで攻撃を加えてしまうために起きます。

アレルギー反応は免疫反応のひとつで、異物を排除する際に過剰に働くため、様々な症状が生じるのです。

ヨーグルトでアレルギーが減るという説もあるようですが、アレルギーの治療は過剰な免疫を抑えるということですから、ヨーグルトで免疫が高まるという説と矛盾してしまいますね。

代表的なアレルギーである、アトピー性皮膚炎と気管支喘息の子供を対象にした調査結果があります(3)。この調査では、ヨーグルトだけでなく、ヒトにプラスに働くと思われる色々な微生物（プロバイオティクス）を摂った人のデータを集めました。その結果によると、どちらの病気も減ることはありませんでした。

そもそもヨーグルトでこういった病気が減るなら、ヨーグルトの売り上げとともにアレルギーの病気が減っていくはずですね。

ところが、実際にはヨーグルトが売れるようになっても(4)、アレルギー関連の病気は減っていません。(5) むしろ前述のように増えています。

強引な言い方かもしれませんが、この両方の結果だけを見れば「ヨーグルトが原因でアレルギー疾患が増えている！」なんていうふうにも読めてしまいます。

もちろん因果関係は不明ですし、ヨーグルトが悪さをしているわけではないと思うのですが、**少なくともヨーグルトが多くの人のアレルギー疾患を治してきたとは言えません。**

ヨーグルトを選ぶ際にはココに注意！

これまでの調査結果から見ると、ヨーグルトが私たちの健康にとって大いに役に立つとは言えないようです。

しかし、逆に悪い結果が出たわけではないですし、これまでの腸内細菌に関する研究などを見ると、今後の研究によっては期待もできそうです。

しかも食品としてはすぐれていますので、**「健康のため」というより「おいしいから」食べる、料理に利用するというのはおすすめしたい**と思います。

実際、我が家では毎日のようにいただいています。決して健康のためではなく、食品としてです。

しかし、気をつけてほしいことが2点あります。

第一に、**ヨーグルトを食べる時には匂いをかいでほしい**のです。

パッケージを開けるとフルーツなどの「良い香り」がすることが多いと思います。

しかしヨーグルトは本来、細菌の力を借りた「発酵食品」のはず。納豆、チーズ、味噌にあるような「発酵臭」がしても良いのですが、ほとんどの商品にはそのような臭いがしません。

理由は、2つ考えられます。乳酸菌が非常に少ないか、香料が発酵臭に勝っているかです。もちろんフルーツ本体の香りをつけることは可能ですが、発酵臭に勝るほどの香りをつけるためには人工的な香料を使うのが一般的です。

舌触りや色を良くするために添加物が使われることもあり、そうなると、嗜好品と言っても良いと思います。「好きで」食べるなら良いのですが、「健康のために」こういった商品を連日努めて食べるのはあまり意味がないでしょう。

そして、**気をつけてほしい2点目は糖分**です。

甘さのあるほうがおいしく、食べやすくなりますが、この点でも嗜好品としてではなく「健康のために」食べているとしたら、避けるほうが望ましいのです。

スイーツが好きなのに我慢しつつヨーグルトの糖分は毎日摂ってしまう、という方はいませんか？　いっそ、甘いヨーグルトはやめて好きなスイーツを時々楽しむほうが良いと思いませんか？

オススメのヨーグルト

このように、ヨーグルト「製品」には気になる問題はありますが、ヨーグルトという「食品」そのものはおいしくてすぐれた食品です。

保存がきき、単位あたりのエネルギー量が高い、幅広い料理にも使うことができるなどの特性から、歴史的に食されてきたのです。

我が家でも、自宅でつくりながら常食しています。

ほとんどのヨーグルトは、自宅で牛乳に入れて一定の温度を保てば増やすことができます。自宅で増やす分には余計な糖分や添加物が入らず、なにより安く手に入れられますので、おすすめです。

ただ、ほとんどの菌は何時間も温かくしておかなければいけないので、手間がかかるという難点がありますし、腐ってしまう危険もあります。

以前流行ったことのある**「カスピ海ヨーグルト」**などは常温で増やすことができるので、**そういう意味ではおすすめ**です。繰り返しますが、おすすめするのは、**カスピ海ヨーグルトが健康に良いからではありません。つくりやすいからです。**

コラーゲンでお肌がプルプルに？

ホントのコラーゲンはヒトの歯ではかみ砕けない

コラーゲン入りの化粧品、コラーゲン入りの鍋、コラーゲン入りの飲料――「コラーゲン」については、お肌に良さそうというイメージをお持ちかもしれません。

しかし、身近なところにあるコラーゲンと言えば、革靴やカバンなどの革製品などがそれです。

コラーゲンとはアミノ酸が鎖状《くさり》に長くつながり、三重のらせん構造をしています。強度があって柔軟性も保温性もある、機能的にすぐれたもので、動物のカラダを守るためには最適です。

この特徴を活かして、人は製品にして生活に役立てています。この革製品をヒトはかむことはできませんし、消化もできませんから、当然吸収などできません。

革靴やカバンをむしゃむしゃ食べることなど想像できないですよね。

コラーゲンと謳っているものが本物のコラーゲンであれば、消化・吸収はできないはずです。コラーゲンが吸収できるとしたら、分解された形でなければなりません。

コラーゲンが変性してヒトが吸収できるようになった物質は「ゼラチン」と呼ばれます。台所にもある、あのゼラチンです。プルプルの豚足は、元はコラーゲンを含んでいますが、調理の過程でゼラチンに分解されています。

よって、もし効果を期待するなら、市販されているゼラチンを摂取すれば良いことになります。

しかし、ゼラチンを食べたからといって、それが皮膚のゼラチンになるわけでもありませんし、ましてコラーゲンになるわけではありません。ゼラチンは消化管で分解されて、アミノ酸になるのです。

材料を送っただけでは製品はできない

では、コラーゲンを変性させてゼラチンにして、その成分であるアミノ酸を摂ればお肌はプルプルになるでしょうか。

たとえば、車の製造工場を想像してみてください。工場に鉄鉱石を送っただけで、車の製造台数は増えるでしょうか。

車が完成するためには、様々な段階で工場の設備が必要ですし、働いている人もトレーニングして技術を身につけなければなりません。材料を集めただけでは、製品を増産することはできないのです。

人のカラダも同様に、アミノ酸を食べただけでお肌がキレイになることはありません。アミノ酸まで分解されてしまえば、元がコラーゲンであっても、そのアミノ酸がコラーゲンになるとは限りませんし、しかも皮膚の中に入り込む保障はありません。

もし、コラーゲンが吸収されると仮定したら、革製品のような皮膚になってしまうでしょう。

野生の動物には有利かもしれませんが、女性の皆さんが目指しているであろう、赤ちゃんみたいなプルプルのお肌とはほど遠い状態になりそうです。

同様に、筋肉モリモリになるために、牛肉や豚肉を食べれば良いわけではありません。これはご理解いただけると思います。

では、プロテインはどうでしょう？

プロテインを飲んで筋肉がモリモリになることはあり得ませんが、期待を持っているお客さんが多いため売れているのでしょう。

ちなみにプロテイン（protein）とは、日本語でタンパク質です。タンパク質も分解されればアミノ酸です。つまり台所にある化学調味料です。化学調味料は「うま味」の代表的な成分を純粋に精製しているという点で素晴らしい製品とは思いますが、筋肉増強に役立つわけではありません。

タンパク質が不足して筋力が低下するような状況、たとえば近年では高齢者のサルコペニアなどの対策には、プロテインもといタンパク質を補うのは有効かもしれません。

しかし、**現代日本で一般的な食生活を送っている中年・壮年の方が筋肉をつくるには、トレーニングしかありません。**

カルシウムで骨が丈夫になる？

骨折を起こす率には変化なし

「骨を丈夫にする栄養素」と言えば、まずカルシウムを連想しますね。では、カルシウムを追加すれば骨が丈夫になり、骨折を防ぐことができるのでしょうか？

カルシウムのサプリメントと骨折の関係を示す研究を見ると、そうとは言えなそうです。米国ニューヨーク大学で、70歳以上の女性３３１４人を対象に試験を行いました(6)。対象は、骨折歴あり、58kg以下、喫煙者、骨盤骨折を起こした家族あり、という「骨折しそうな」人たちです。

この人たちを２つのグループに分け、一方にはカルシウム製剤（１日１０００mg）に加えてビタミンＤ（８００IU）のサプリメントを飲んでもらい、もう一方はプラセボで平均25ヶ月後の経過をたどりました。

カルシウムとビタミンDを飲んでいる群のほうが骨折が少ないと思いきや、骨盤の骨折を起こす率は両群に差がないという結果になりました。

カルシウムにビタミンDを加えて飲んでも、骨折のリスクは減るわけではないのです。

骨粗鬆症予防に対して有効なのは、荷重のかかるような運動をすることです。そして治療としては、骨をこわす細胞とつくる細胞に働きかける薬が用いられます（骨は骨をつくる細胞と破壊する細胞の働きのおかげで常に生まれ変わっています）。

カルシウムが不足していなければ、骨を丈夫にするためにカルシウムのサプリメントを摂ることはあまり意味はなさそうです。

そして、次に説明するように、**現代人の多くはカルシウムは不足しているとは言えない**と思われます。

多量摂取でむしろ死亡率が上がる

2013年、**カルシウムを多量に摂取すると死亡率が上がる**という報告があり、ニュースでも報道されました[7]。

これはスウェーデンの研究で、約6万人の女性を対象として約19年間追跡したデータです。

その結果は、1日に1400㎎以上カルシウムを摂取した人は、600〜1000㎎摂取していた人に比べて、死亡率が1・4倍と高くなりました。カルシウムを過剰に摂っただけで死亡率が上がるという、ショッキングな結果になったのです。

著者らは、**カルシウムが過剰なため血管に蓄積されて血管が硬くなり、心血管の病気になって死亡率が上がったと考察しています**。

動脈硬化が進むと「石灰化」と言ってカルシウムが沈着して硬くなることがあります。骨のようにX線を通さないため、レントゲンを撮ると本来は写らないはずの血管が、石灰化によってレントゲンで見えたりします。

カルシウムをサプリなどで大量に補うことは控えたほうが良さそうですね。カルシウムはあくまで食事を通じて摂るのが基本です。

グルコサミン、コンドロイチンで痛みがなくなる?

体内でバラバラに分解される

「関節痛に効く」「足腰の痛みに」といった謳い文句で市販されているグルコサミンやコンドロイチン。テレビなどでコマーシャルもさかんに流れていますね。

グルコサミン、コンドロイチンは、関節を構成する軟骨の成分であり、これはまぎれもない事実です。しかし、これらの物質はすべて、胃腸などの消化器官で酵素によってバラバラに分解されて吸収されます。

先ほどのコラーゲンと同様、**関節にグルコサミンやコンドロイチンが関節の軟骨に届いて、膝の痛みが引いたり、動きが良くなるようなことはない**のです。

臨床試験では効果見られず

スイスのベルン大学が、グルコサミンとコンドロイチンの効果について、10の臨床試験（3803人）について総合的に検討しています。

その結果によれば、プラセボ（調べたい薬と見た目や味が同じの偽薬）と比較して、グルコサミン、コンドロイチンそれぞれ単独で、あるいはグルコサミンとコンドロイチンの両方を服用しても、骨盤、膝の変形性関節症の痛みがやわらぐことはなく、関節のすきまが狭くなる特有の症状に対しても影響しなかった、ということでした[8]。

軟骨を構成する栄養素を摂っても、それで関節の痛みがとれることはないのです。

赤ワインはカラダに良いか? 酒は百薬の長か?

ヒトの「長寿遺伝子」は活性化されない

赤ワインがカラダに良い、と言われます。赤ワインが好きな身として個人的にとても嬉しいことではあります。そもそも、フランス人は肉が大好きな飽食する国民なのに、ほかの国と比較して心筋梗塞が少なく、この矛盾するような事象が「フレンチパラドックス」と呼ばれるようになりました。

そこで、彼らの健康を守っているのは赤ワインで、赤ワインに含まれるポリフェノールが良い作用を及ぼすのではないかと考えられました。

ちょうど「長寿遺伝子」が報告された頃でもあり、この遺伝子は、赤ワインに含まれるポリフェノールの1種であるレスベラトロールによって活性化される、と研究者たちは研究を重ねました。

酵母や線虫、ショウジョウバエ、マウスといった小動物の実験では、こういった効果が確認されたのですが、残念ながらヒトでは効果が確認できませんでした。

それどころか、**レスベラトロールは副作用をもたらす可能性があることが示唆される結果も報告されています**。

よって、レスベラトロールやその他のポリフェノールをサプリメントや薬として飲むのではなく、ワインはおいしく、楽しく飲むのが良いようです。

お酒に関しては、嬉しいニュースもあります。「酒は百薬の長」などと言われていましたが、適量であれば病気が予防できる可能性については以前から期待されていました。

心血管の病気による死亡率は、ある程度お酒を飲んでいるほうが少ないことが示されています(9)。

肝臓の障害や一部のがんは残念ながら飲酒で増えてしまいますが、少なくとも心血管には良いようです。

また、お酒のカラダへの影響は、成分よりもアルコールの度数のほうが大きいと考えられます。以前から言われているように、**日本酒よりワインが良いというような大差はない**と考えられます。

アルコールと言えば、糖質ゼロを謳ったチューハイもありますね。チューハイに限らず、ソフトドリンク類にも果糖ブドウ糖液糖という人工的に加工された甘味料が含まれています。

こういった**甘味料は果糖含有量が50％以上のものもあり、摂りすぎると糖尿病や肥満のリスクを上げるため、ほどほどが良い**でしょう。

食べ合わせのほうが問題

お酒のお供についておもしろい論文があります。これは人間を対象として調査したものではなく、スーパーのレシート調査をしたものです。

デンマーク国内で6ヶ月間、スーパーのレシートを調べ、各アルコールとともにどんな食品が購入されているかを調べました。[10]

いわゆる典型的な臨床研究と言って良いのか迷う手法ですが、合計350万件ものレシートを調べ、ＢＭＪ（British Medical Journal＝ブリティッシュ・メディカル・ジャーナル）という世界を代表する有名な医学雑誌に投稿が受理されている立派な論文です。

この調査では、ビールと一緒に購入されている食品、ワインと一緒に購入されている食品をそれぞれ分析しました。すると、ビールといっしょに購入されている食品には、調理ずみ食品やソーセージ、スナック、バター、マーガリンが多いという傾向が見られました。

一方、ワインを買っている人は同時に、オリーブや果物、野菜、チーズを多く買っていたのです。

ということは、**お酒の種類それ自体が健康に良い、悪いというよりも、食べ合わせ、飲み合わせが影響している**ことが考えられます。

お酒の種類によってカラダに影響の違いが出る可能性はあり得ます。たとえばビールよりワインのほうが良いなど。しかし、食べ合わせの影響が大きくて、純粋にお酒だけの効果を測定するのは難しく、臨床研究に限界があることもこの研究は示してくれたのです。

牛乳は飲めば飲むほどカラダに良いか？

牛の体液を飲むということは…

さて、牛乳はどうでしょうか。牛乳をたくさん飲めば飲むほど健康になるでしょうか。

子牛は1日1kgずつ体重が増加すると言われています。つまり大変なスピードで細胞分裂を続けるのです。

細胞分裂をそういったスピードで続けるのは子牛が元々持っているDNAの働きによるところも大きいのですが、牛乳の中にある生理活性物質、つまり細胞増殖因子が大きく関与していると考えられています。

牛乳は子牛にとっては重要な飲み物ですが、人間にとってはどうでしょうか。牛乳は体液のひとつなわけですが、ほかの動物の体液を摂取するのは不自然なことです。

特に、細胞増殖因子は成長しきった成人に対しては悪影響が出る可能性があります。以上はあくまで予想ですので、過去の臨床研究を調べてみましょう。

死亡率が上がる、前立腺がんになりやすくなる

2014年に発表されたスウェーデンの研究では、**牛乳を多く飲む女性および男性は死亡率が高くなる**という結果が出ています[11]。

また、骨折も増えることがわかりました。

日本の研究では、先にもご紹介したJPHC研究で、**乳製品の摂取量が最も多いグループで前立腺がんになりやすい**、というデータが出ています[12]。

戦後の低栄養であった時代には国民の栄養に役立ったかもしれませんが、生活習慣に関連した病気が増えている現代において、乳製品を積極的に摂ることはおすすめすることはできません。

ただし、牛乳は発酵の過程を経ると、生理活性物質などの影響が弱まる可能性が考えられます。

健康になる水はあるか?

水素水のナゾ

果たして、カラダに良い水は存在するのでしょうか?

水素水をめぐる最近のニュースを記憶している方もいらっしゃるでしょう。

2016年12月、国民生活センターは、「水素水の公的な定義はなく、溶け込んでいる水素の濃度は様々」「容器入りの水素水のパッケージに表示されている水素の濃度は充填《じゅうてん》時、出荷時の濃度が飲用する際の濃度とは限らない」と発表しました。しかも、飲用により期待できる効果を尋ねたところ、15社のうち最も多い回答は「水分補給」だったというのです。

もし**水素が水の中に溶け込んでいたとしても、開封した瞬間、酸素と反応して水になっ**

てしまいます。水素は無酸素の状態でないと、単体で存在することはできないのです。
よって、その効果について、ヒトを対象にした信頼に足る臨床研究も存在しません。

日本で手に入る最高の飲用水とは

では、いわゆる普通の「水」の中でもカラダに良い水は…。答えは残念ながらありません。というより、水は純粋なH_2Oであればすべて同じはずです。

飲用のための水は、わざわざミネラルウォーターを買う必要はなく、自治体が供給する水道水で十分です。

水道水よりミネラルウォーターのほうがすぐれているということは、栄養学的にはあり得ません。

ごく微量のミネラルが含まれているからこそミネラルウォーターですが、**ナトリウム、カリウム、カルシウムなどは食事から十分補えていますし、飲用にできる水にはほんの微量しか含ませることができません**。

ミネラルウオーターの水質基準は26項目です。一方、悪者にされることの多い**水道水は、51項目ものきびしい水質基準によって管理されているとても安全な水**と考えられます[13]。

ミネラルウォーターは密封されていることが多いため安心な気がしますが、水質基準だけで判断するならば水道水のほうが安全ということになります。

現実的には安全性は変わらないと思いますが、価格と入手しやすさから言うと水道水に軍配が上がります。

水道水は、もともと河川などから引き込まれるため微生物や異物が多く混入していますが、現代の技術ではほぼ「真水」に近いところまで精製されています。さらに雑菌を殺すカルキ（次亜塩素酸）を添加するわけですが、家庭に届くまでにだいぶカルキは減っていて有害な量ではなくなっています。

カルキは揮発性ですから、臭いが気になる人は煮沸すれば良いでしょう。また、家庭やマンションのタンクで異物が混入する可能性はありますが、浄水器のフィルターで除去できます。

コストパフォーマンスを考えると、日本で手に入れられる最高の飲料水は、水道水なのです。

新しい建物であれば十分そのまま使えます。古い建物であれば、調理用なら浄水器を通して、そのまま飲む際には余裕があれば煮沸もするなどして、上手に活用しましょう。

コーラなどの炭酸飲料で水分補給？

角砂糖16個を一度に食べられるか？

のどが渇いた時には、自動販売機で炭酸飲料やジュースなどの清涼飲料水についい手が伸びてしまいますね。

感覚に任せて、こういったドリンクを飲んでいる人が多いものです。でも、炭酸飲料には大量の糖分が含まれていることをご存知ですか？

商品にもよりますが、**５００㎖の炭酸飲料にはなんと、角砂糖16個分の糖分が入っているのです！**　角砂糖を一度に16個食べてください、と言われたら、無理！と思います。

しかし、液体の中に溶け込んでいれば、スルッと飲めてしまうんですから、怖いですね。

せっかくカロリー制限、糖質制限をしても、コーラを飲んで糖分をたっぷり口にしては、努力が帳消しになってしまいます。

もしコーラを飲みたい気分の時は、飲むのも悪くないと思います。しかし、自動販売機やコンビニでかわきをいやすドリンクを選ぶのであれば、角砂糖16個入りは避け、（水道水は手近にありませんので）ミネラルウォーターや緑茶などにしてはいかがでしょうか。

ただ、ときには甘いドリンクや新商品も試すのもＯＫ、と思います。

スポーツしていないのにスポーツ飲料？

では、ヘルシーなイメージのスポーツ飲料はどうでしょう？　様々な商品があり、夏場など、このドリンクでのどを潤したくなりますね。

スポーツ飲料を体液補充のための飲み物のように考えている人も少なくないのですが、**体液に近いイコール糖分と塩分が大量に入っている**、ということですから、要注意です。

肉体労働をしている方や長時間スポーツをする方は水分や塩分が不足しがちですし、熱中症の対策に有用であることは間違いありません。

しかし、オフィスで座って仕事している職種や、塩分・糖分に気をつけている方には逆効果です。

食事では塩分・糖分を我慢しても、スポーツドリンクで摂取してしまっては努力が帳消

しになってしまいます。

脱水や熱中症の可能性がなければ、ここはやはり水やお茶、ブラックコーヒーでのどを潤すのが良いと思います。

食物繊維は摂りすぎると害になるか？

唯一増やしたい栄養素

ネット上には、食物繊維を摂りすぎると害になるという情報が多く見受けられます。おそらく、従来から「野菜を摂りましょう」と言われているため、そのアンチテーゼ（反対の主張）が受けるのかもしれません。同様に、医療者が「塩分を減らしましょう」と強調するほど、ネット上では「塩分は減らしてはいけない」といった主張が多く支持されてしまいます。

食物繊維については、摂りすぎると腸内環境が悪くなる、便秘が悪化する…などなどの情報がアップされています。

そういった情報を見つけたら、必ず「出典」や「引用」を確認してください。誰が、どうやって証明したのか。

ネットは誰かの意見（思い込み）が流布しやすい環境です。賢い皆さんには、正しい情報は「ソース（情報源）が明らか」であるものを選んでいただきたいと思います。

食物繊維は摂りすぎて損することはありません。食物繊維を摂取することにより、**冠動脈疾患、感染症、呼吸器疾患による死亡が減ります**[14]。

また、食物繊維は**脳卒中にかかるリスクを減らす**との報告もあります[15]。

種類にこだわらず、食物繊維はたっぷりと摂ることをおすすめします。

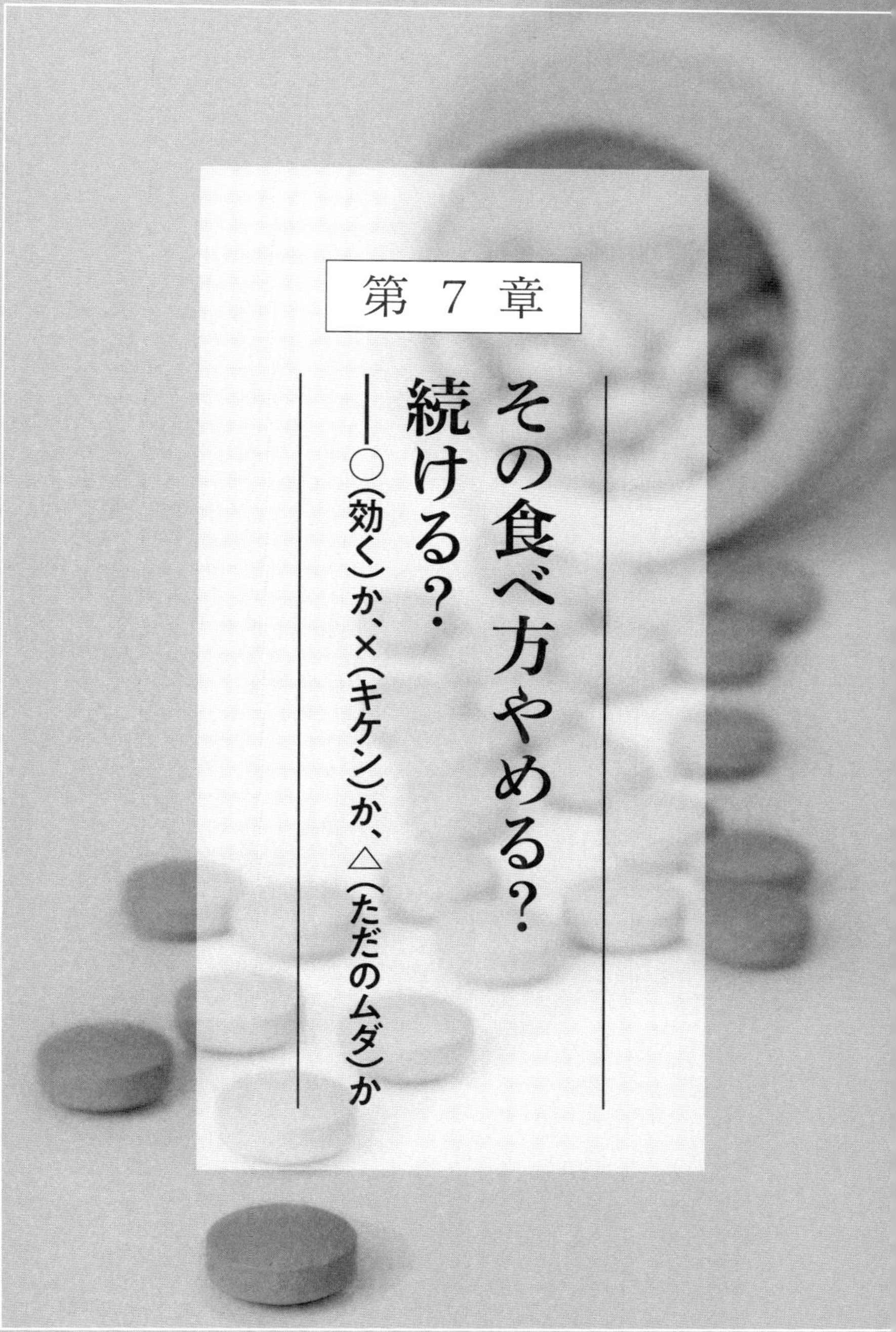

第7章

その食べ方やめる？続ける？

――○（効く）か、×（キケン）か、△（ただのムダ）か

私も昔はサプリを摂っていた

中高生の頃から栄養の話には興味があり、「〇〇の調子が良くなる」「〇〇の能力が伸びる」などの情報をうのみにしてビタミンやサプリを実際に飲んだりしていたものです。当時は「頭脳パン」なるものが流行っていて、少ないお小遣いを節約しながら、同級生同士で競って食べたものです。今振り返れば、お恥ずかしい限りですが…。

１９９０年代に入ると、たとえばトマトのリコピンが健康に良いなど、健康にまつわる栄養素がメディアで話題にのぼり始めていました。

一方、その頃、薬や治療法は多くのヒトを対象に臨床試験を行って、統計学的に効果や安全性を確認したうえで医療の現場に取り入れるという、いわゆるエビデンス・ベイスト・メディスン（ＥＢＭ　イー・ビー・エム）の方向に医療業界全体が転換していきました。

これまでの経験や権威ではなく、科学的に得られた根拠を重視するようになったのです。分子メカニズムなど理屈上では効くと想定されていた薬や偉い先生が提唱した治療方法が中心だったのが、実際の現場で多くのヒトに対して試して効果があると実証されたものを標準治療とする、という方向にシフトしていきました。

これは今では当たり前のことですが、日本で医学分野すべてにおいてＥＢＭが認識されたのは2000年前後です。

しかも、現在でも効果の証明されていない薬や治療方法が保険診療で認められてしまっているのも事実ですから、まだEBMは確立しているとは言い難いのかもしれません。

この本でお伝えしてきた食事や栄養は、薬や治療方法に比べて生活に直結するため、比較対象を用いたエビデンスがそろえにくく、まだまだ成長の余地のある分野だと思います。

動物には効くが、ヒトにはどうか？

自分の研究を持ち出すのは恐縮なのですが、大学院生として研究していた頃（2010年頃）、発芽したばかりのスプラウトの中の栄養素がネズミの動脈硬化に効果があるかどうかというテーマに取り組んでいました。

結論から言うと、この物質は抗酸化作用が強く、動脈硬化に非常に効果があるという実験結果が得られました。

抽出した成分を食べさせたネズミとそうでないネズミを比べると、動脈硬化のでき方に差が大きく出て、その血管を肉眼で見た時の驚きは今でもはっきり覚えています。

私は、それをまとめて卒業論文とし、博士の学位を取得しました。

当時は、抗酸化物質は動物実験で効果が出るということを実感しており、論文を書く時には、色々な物質について調べていました。

分子レベルで活性酸素を消すから効果が認められるとされた抗酸化物質や、動物実験で効果があったというような、理論上は「ヒトのカラダにも良さそう」な物質は大量に報告されていました。

ところが、**ヒトを対象に、数百人、数万人という単位で試した臨床試験はわずかで、統計学的にカラダに良いと証明された物質はほとんどなかった**のです。

効くどころか有害な可能性も…

特に、世界中で効果が期待されていたβ‐カロテン（カロチン）についての臨床研究の結果は、私にとっては衝撃的でした。

緑黄色野菜を食べている人にがんが少ないということは、昔から注目されていました。そして緑黄色野菜の中のどういった成分に効果があるのか――それを追い求めていったのが、過去の研究者たちです。

発想はまったく間違っていませんし、こういった探求心のおかげで我々が恩恵を受けているのは確かなことです。

しかし、この件に関しては、期待されていたβ‐カロテンの効果はヒトに対しては証明されませんでした。

β－カロテンは抗酸化作用が強く、分子レベル、細胞レベル、動物レベルでの実験では効果が見られるのですが、ヒトを対象とした臨床試験では、むしろ逆の結果が出たのです。対象は喫煙者でしたが、β－カロテンを飲んだ群では、ほんの少しですが、肺がんのリスクが上がったのです。(1)

効果はまったく否定され、それどころか安全性さえ担保されないという結果が、ニュースとして報道されました。

がんを減らすと思われていたサプリが逆にがんを増やす、そしてその安全性すら証明されなかった、むしろ有害な可能性があるという結果が出たのは驚きでした。

その影響で、最近ではβ－カロテンが商業的に宣伝されることが少なくなっているのは、言われてみれば実感できる方もいらっしゃると思います。

同様のニュースは、よく流れるようになりました。たとえば、ビタミンE。

ビタミンEは抗酸化作用が強いため、老化防止の特効薬として目星がつけられました。

私の専門で言えば、心筋梗塞や脳卒中は活性酸素による酸化によって血管が傷むことが原因のひとつなので、この酸化を抑えれば予防できると考えられました。

ところが、抗酸化作用が強いはずのビタミンEであっても、摂りすぎると死亡率が高くなることが報告されたのです。(2) この論文で、著者らは「高容量ビタミンEの補充は避けるべき（should be avoided）」という、科学論文にしては珍しいくらい強い語気で警鐘を鳴らしています。

情報を見抜くチカラを！

「●●茶が効く」、「××が若さを保つスーパーフード」、「△△酢のおかげで疲れ知らず」――毎日、色々な食品や栄養素の情報が氾濫《はんらん》しています。そんなイメージに流されて、食べるものを決めていませんか？

もっと情報を見極めて、賢く食べ物を選択する達人になりましょう。

左ページの表をご覧ください。これは、エビデンスレベルを分類したものです。ある食べ物や栄養素が本当に効果があることを示すのは、表の一番トップに位置する「ランダム化比較試験のメタ解析（メタアナリシス）」です。

メタ解析とは、以前にも触れましたが、同様のテーマについて過去に行われた信頼性の高い臨床試験を集めて統計学的に検討、解析する手法。日本やアメリカ、ヨーロッパなど世界中で行われた試験を、場所や時間を超えて統合し、その結果を解析したものです。

一方、最も下段にあるのがレベル6の「専門家個人の意見」です。一般人向けの健康書などでは、この個人の意見を基にしたものも多く見られます。

健康常識にしたい研究のレベル

レベル	内容	例
1a	ランダム化比較試験のメタ解析（メタアナリシス）	過去に行われた複数の信頼できるランダム化比較試験を集め、色々な角度から統合したり、比較する分析研究。
1b	ランダム化比較試験	研究対象者をランダムに2つのグループに分け、一方には薬やサプリメントを与え、別の群にはプラセボ（みかけは同じ偽の薬、サプリメント）を与え、病気の発生率を比べる。
2a	前向きコホート研究	健康な集団の日常的な食品などの摂取を調べ数年から数十年の追跡調査を行って、病気の発生を確認し、食生活と病気との関連を調べる。
2b	後ろ向きコホート研究	過去にどのくらいリスクにさらされたか（喫煙していたかどうかなど）を調べ、その過去の時点からどのくらい病気が発生したかを調べる。
3	症例対照研究（ケースコントロールスタディ）	ある病気の人と健康な人とに分けて、それぞれが喫煙したのか、薬を服用したのかなどの過去の経験を調べて、それらの要因と病気との関連を調べる。
4	処置前後の比較などの前後比較	●●を飲んで血圧が下がったなどの報告。●●を飲まない群と比較することがない。
5	症例報告	個々の患者の診断、治療、その後の経過の詳しい報告。
6	専門家個人の意見（専門家委員会報告を含む）	実証的な研究に基づかない専門家の意見。

上に上がるにつれて、エビデンスレベルが上がっていきます。

次の段階にあたるのがレベル5の「症例報告」。患者さんにある治療を行って、こういった効果が得られたというような症例報告などがこれにあたります。個別の患者さんについての知見は非常に大切で、この積み重ねで標準治療が確立していくわけですが、この結果自体がすべての患者さんに当てはまるわけではありません。さらに上のレベルの評価を得て、初めて標準治療となるのです。

次の段階、レベル3が「症例対照研究（ケースコントロールスタディ）」です。たとえば、がんにかかった40～70代の600人の男性とがんにかかっていない600人の男性に、過去にさかのぼって喫煙の習慣があったかどうかについて尋ね、がんと喫煙の関連を推定する調査がこれにあたります。

すでに病気などにかかったグループと、性別や年齢などの要因が似ていて、病気にかかっていないグループ（これを「対照」と呼びます）で、それぞれ病気の原因として考えられる食生活や嗜好品について当たりをつけるのです。ある程度の関連は見いだせますが、この段階で「因果関係」は証明されたことにはなりません。

次のレベル2bの「後ろ向きコホート研究」は、すでにリスクにさらされた後（曝露《ばくろ》が起こった後）にその状況を調べ、曝露された集団を追跡調査していき、病気の発生を確認します。

たとえば、喫煙とがんとの関係を調べるために、喫煙の習慣のある40～70歳の男性を500人を作為なく選び、その後10年経過を見ます。そして、ほぼ同数の喫煙していない人と比較し、がんの発生の違いを調べます。

工場などで事故によりある化学物質にさらされた人たちの追跡調査をして、がんの発生率を調べるといった研究方法もこれにあたります。

次にくるレベル2aが、「前向きコホート研究」。健康な人の食生活、喫煙、飲酒、生活習慣など、病気を起こす可能性のあるリスクを調べ、その後どのくらい病気が発生したか、追跡してゆき、因果関係を調べるものです。これは、大がかりな調査を必要とする研究です。

「これは間違いない！」というトップ情報とは

栄養素や薬などは、レベル1bの「ランダム化比較試験」を経て初めて、医学の世界で「効果あり」とお墨付きを与えられます。

この試験は対象とする人数は千人、数万人を目安とし、追跡する調査期間は数年から十数年かかります。

それだけ、膨大な費用と手間を必要とする研究ですが、信頼性の高い情報を得ることができます。

対象者を無作為に、つまりランダムに2つのグループに分けます（これが「ランダム化」と呼ばれる所以《ゆえん》です）。

そして、薬を飲む群と飲まない群、あるいは別の薬を飲む群などに分けて、死亡率や病気の発生率を比較します。

ある栄養素や薬が効果があることを証明するには、このように、それを飲まない比較対照群と「比べて」効果があることを示す必要があるのです。

レベル1aの**「メタ解析」は、このランダム化比較試験を集めて複数解析したものですから、最も信頼性が高い**ものです。

サプリや健康食品の広告に使われるデータは、レベル4程度のものがほとんどです。

もちろんレベル6や5のような研究もまったく意味がない、ということではありません。

ひとりの人が経験した体験を皮切りにして研究が始まることもあるでしょう。

研究を積み重ね、レベルを上へ上へと上げていくことも重要です。

ただ、食事を考える時、食品やサプリメントを食事に取り入れる際には、このエビデンスレベルを参考にして、判断されると良いと思います。

アンチエイジング食は奇をてらうことはない

こういったエビデンスに照らし合わせて食事を考えれば、**偏った食事をしない限り、現在、特に不足する栄養はなく、新たにつけ加えるべき栄養素はありません。**

ココナッツオイルをコーヒーに加えたり、サプリメントを摂る必要もなく、あえてつけ加えるとすれば、食物繊維くらいで、地中海食を基本にした普通の食事で良いのです。

食材は、身近にある、手に入りやすいもので十分。

医学的に妥当とされる食事はごく当たり前の食事で、特に目新しいことはないかもしれません。

医学的に正しいことの真逆のことを唱えれば、マスコミは飛びつきますし、人の耳目を集めます。

次から次へとカラダに良いとされる食べ物が登場し、ブームになりますが、**守るべき基本は、本当にシンプル**なのです。

お役立ちサイト

今や、調べものをする時になくてはならないインターネット。しかし、調べ方によっては偏った情報ばかりが集まってしまいかねません。正確で確実な情報は、次ページ以降のサイトを参考に集めましょう！　食品やサプリメントを取り入れる時には、ぜひアクセスしてみてください。

リンクDEダイエット
世界の最新健康・栄養ニュース

http://www.nutritio.net

医学、栄養学関連専門誌からセレクトした最新の論文が日本語で随時掲載されている、専門家以外にも読みやすいサイト。過去のニュースは、栄養、運動、休養、病気、子供、女性、高齢者などのジャンル別に分類され、閲覧することが可能。トピックのすべてに難易度が☆印の数で示されています。また、会員登録すると、最新のニュースレターも受け取れます。国立健康・栄養研究所による運営。

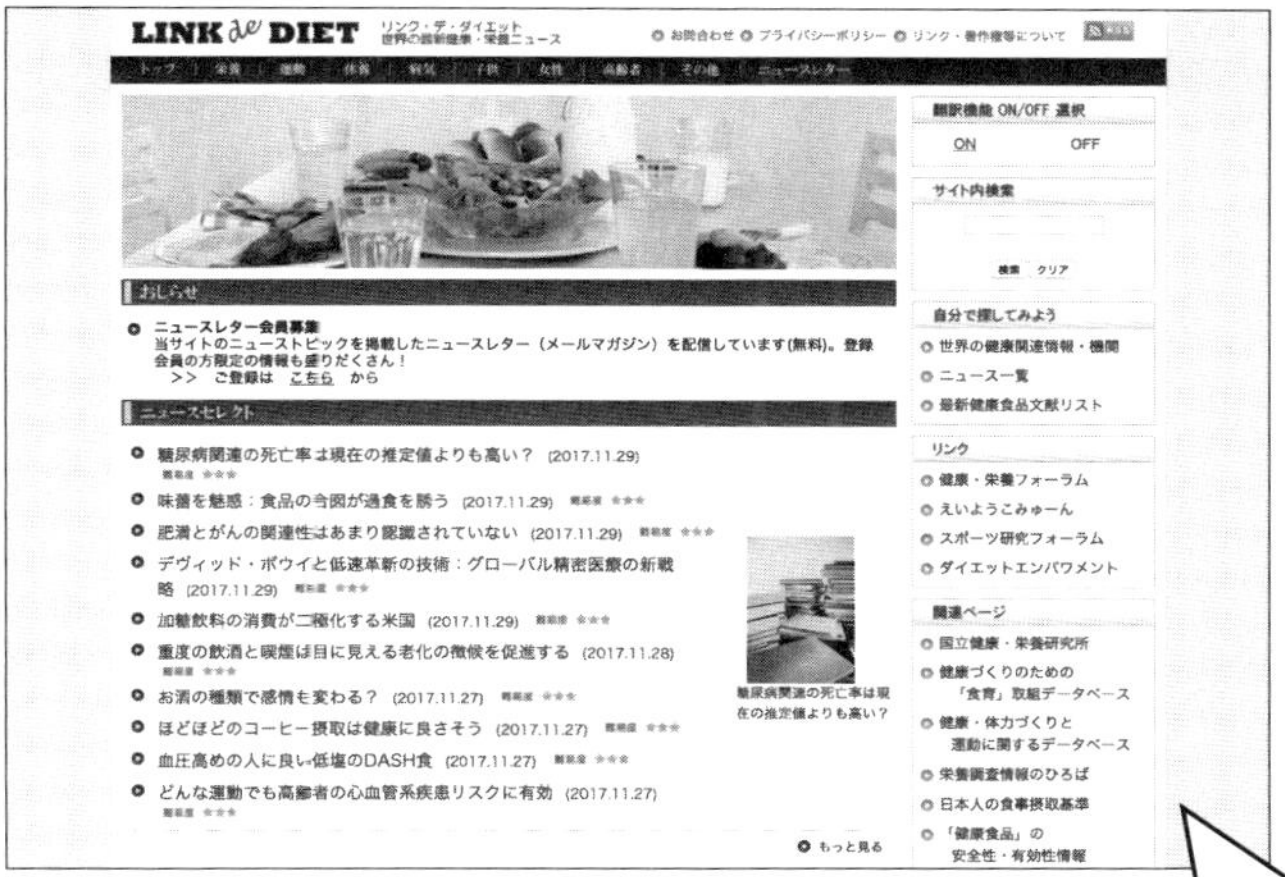

国立がん研究センター 社会と健康研究センター

http://epi.ncc.go.jp

発がん要因の究明とがん予防法の開発を目的としたグループの研究報告が掲載されています。食事とがんの関連などが特に参考になります。また、喫煙や食生活などの項目をチェックすることにより、各がんにかかるリスク予測を行うコーナーもあります。

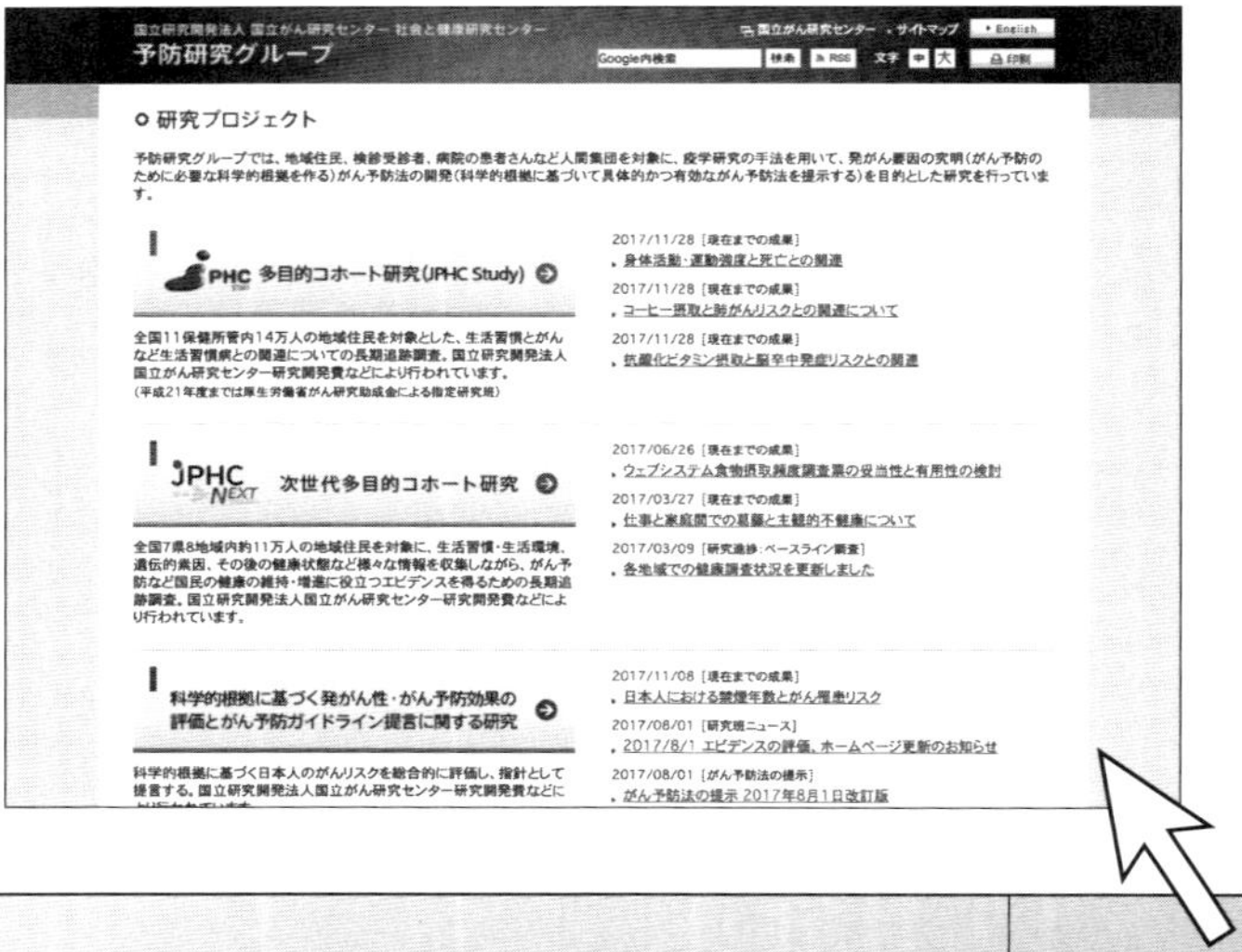

国立研究開発法人 国立がん研究センター 社会と健康研究センター
予防研究グループ
国立がん研究センター
サイトマップ
English
Google内検索
検索
RSS
文字 中 大
印刷
研究プロジェクト
予防研究グループでは、地域住民、検診受診者、病院の患者さんなど人間集団を対象に、疫学研究の手法を用いて、発がん要因の究明（がん予防のために必要な科学的根拠を作る）がん予防法の開発（科学的根拠に基づいて具体的かつ有効ながん予防法を提示する）を目的とした研究を行っています。
JPHC 多目的コホート研究（JPHC Study）
全国11保健所管内14万人の地域住民を対象とした、生活習慣とがんなど生活習慣病との関連についての長期追跡調査。国立研究開発法人国立がん研究センター研究開発費などにより行われています。
（平成21年度までは厚生労働省がん研究助成金による指定研究班）
2017/11/28 [現在までの成果]
身体活動・運動強度と死亡との関連
2017/11/28 [現在までの成果]
コーヒー摂取と肺がんリスクとの関連について
2017/11/28 [現在までの成果]
抗酸化ビタミン摂取と脳卒中発症リスクとの関連
JPHC NEXT 次世代多目的コホート研究
全国7県8地域内約11万人の地域住民を対象に、生活習慣・生活環境、遺伝的素因、その後の健康状態など様々な情報を収集しながら、がん予防など国民の健康の維持・増進に役立つエビデンスを得るための長期追跡調査。国立研究開発法人国立がん研究センター研究開発費などにより行われています。
2017/06/26 [現在までの成果]
ウェブシステム食物摂取頻度調査票の妥当性と有用性の検討
2017/03/27 [現在までの成果]
仕事と家庭間での葛藤と主観的不健康について
2017/03/09 [研究進捗：ベースライン調査]
各地域での健康調査状況を更新しました
科学的根拠に基づく発がん性・がん予防効果の評価とがん予防ガイドライン提言に関する研究
科学的根拠に基づく日本人のがんリスクを総合的に評価し、指針として提言する。国立研究開発法人国立がん研究センター研究開発費などに
2017/11/08 [現在までの成果]
日本人における禁煙年数とがん罹患リスク
2017/08/01 [研究班ニュース]
2017/8/1 エビデンスの評価、ホームページ更新のお知らせ
2017/08/01 [がん予防法の提示]
がん予防法の提示 2017年8月1日改訂版

国立健康・栄養研究所
「健康食品」の安全性・有効性情報

https://hfnet.nih.go.jp

素材別のデータベースで気になる食品や成分をチェックできます。また、話題になっている食品・成分についての情報も掲載されます。主に、次ページのPUBMEDがベースになっていますが、情報アップがやや遅く、新しい文献が参照されていないのが難点。

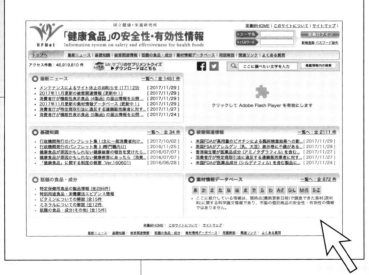

〈英語版〉（本格的に調べたい人向き）

PUBMED

https://www.ncbi.nlm.nih.gov/pubmed

世界で最も利用されている生物医学系論文データベース。医師はじめ医療関係者が論文検索をするデータベースの金字塔。米国国立衛生研究所（NIH＝National Institutes of Health）にある国立医学図書館（NLM＝National Library of Medicine）の一部門、国立生物工学情報センター（NCBI＝National Center for Biotechnology Information）が運営しています。2700万件の記事を抄録で読むことができ、その一部は、リンクをたどって全文を参照することもできます。

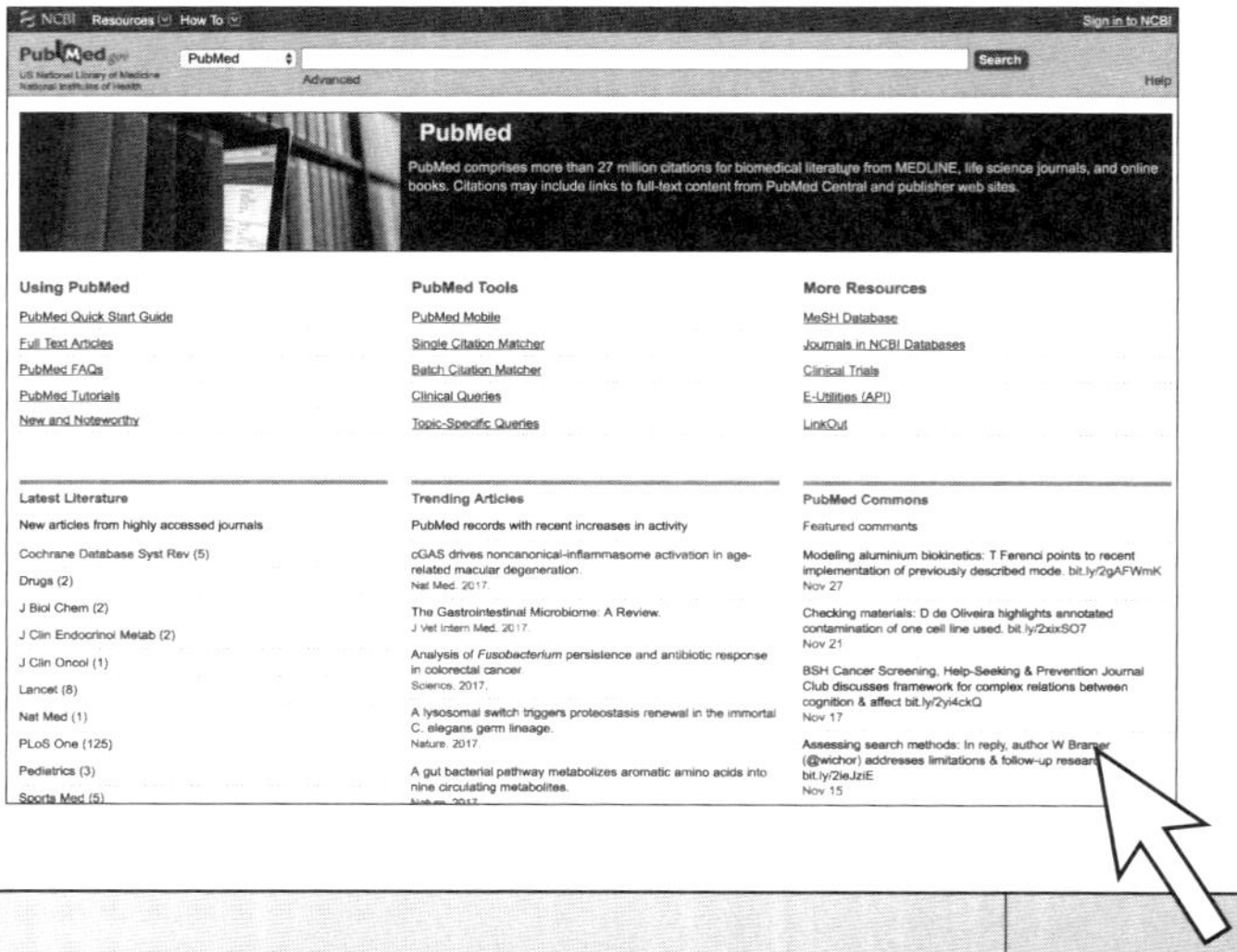

Google Scholar

https://scholar.google.co.jp

ウエブ検索サイト大手、グーグルが提供する検索サービス。学術論文以外にも、一般向け出版物など様々な資料を同列で検索できます。検索結果が引用数の多い順に表示されるのが特徴。引用数が多いということは、「参考にされている」＝「世の中で認められている」研究であるということが間接的に証明されます。

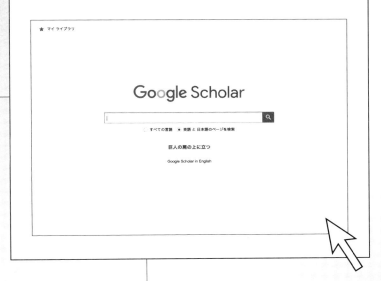

脚注

本文中の（1）（2）…などの脚注は、以下の論文や参考資料を参考にしていることを示します。この脚注は、インターネットで論文を検索・閲覧できるよう、冬樹舎の以下のホームページにもアップロードしています。
http://www.toujusha.com

はじめに

1 Plast Reconstr Surg. 2013;132:1085-92

第1章

1 1）Am J Clin Nutr. 1988;48:1079-159　2）Pediatrics 2006;118:1279-86
2 厚生労働省食物アレルギー対策委員会 「平成9年度報告書」
3 厚生労働省食物アレルギー対策検討委員会 「平成10年度報告書」

コラム1

1 BMJ 2009;339:b5262

第2章

1 N Engl J Med. 2003;348:2074-81
2 杉本恒明他著『内科学』 第7版 第2刷 （朝倉書店 2000年10月1日発行）
3 N Engl J Med. 2008;359:229-41
4 Ann Intern Med. 2005;142:403-11
5 Hum Nutr Diet. 2009;22:559-566
6 Arch Intern Med. 2006;166:285-93
7 Am J Clin Nutr. 2011;94:1088-96
8 Curr Opin Clin Nutr Metab Care. 2017;104-109
9 1）Eur J Clin Nutr. 2007;61:575-81　2）J Intern Med. 2007;261:366-374
10 Nature 2006;444:1027-31
11 BMJ 2016;353;i2716
12 Am J Hum Genet.1962;14:353-62
13 Curr Opin Rheumatol. 2013;25:114-8
14 Obesity 2011;19:2198-204
15 Hypertens Res. 2012;35:947-53

第3章

1 嶋 康晃著『世界の心臓を救った町――フラミンガム研究の55年』（ライフサイエンス出版）
2 Am J Clin Nutr. 1966;19:175-81
3 BMJ 2013;346:e8539
4 JAMA Intern Med. 2017;177:955-965

第4章

1 Acta Med Scand. 1972;192:85-94
2 Lancet 2007;369:1090-98
3 N Engl J Med. 2013;368:1800-08
4 JAMA 2012;308:1024-33
5 Circulation 2006;113:195-202
6 N Engl J Med. 2013; 368: 1279-90

7　Ann Intern Med. 2014;160:398-406
8　内閣府食品安全委員会　平成22年12月「食品に含まれるトランス脂肪酸の摂取に係る食品健康影響評価情報に関する調査報告書」
9　Am J Clin Nutr. 2006;84: 54-62

第5章
1　J Nutr. 2017 :147:841-849
2　Cancer Causes Control. 2013;24:2117-28
3　Ann Oncol. 2014;25:1228-33
4　Am J Clin Nutr. 2010 ;91:1237-43
5　BMJ 2013;347:f5001
6　Public Health Nutr. 2016 ;19:2603-17
7　Asia Pac J Clin Nutr. 2011;20:603-612
8　Cancer Epidemiol Biomarkers Prev. 2007;16:538-545
9　J Natl Cancer Inst. 2003 ;95:906-13
10　J Hum Hypertens. 1989;3:309-14
11　Diabetologia 2016;59;2181-92
12　J Am Diet Assoc. 2010;110:911-916

コラム2
1　Science 2009;325:201-4
2　Nature 2012;489:138
3　Nat Commun. 2017;8:14063

第6章
1　Chochrane Database Syst Rev.2010;(11):CD003048
2　J Acad Nutr Diet. 2015;115:31-39
3　Pediatrics 2013;132:e666-76
4　株式会社明治「プレスリリース」2014年7月2日
5　厚生労働省健康局がん·疾病対策課　平成28年2月3日「アレルギー疾患の現状等」
6　BMJ 2005;330:1003
7　BMJ 2013;346:f228
8　BMJ 2010;341:c4675
9　Eur J Epidemiol. 2011;26:833-50
10　BMJ 2006;332:519
11　BMJ 2014;349:g6015
12　Cancer Epidemiol Biomarkers Prev. 2008;17:930-937
13　水道水の水質基準については、以下を参照してください。
www.mhlw.go.jp/stf/seisakunitsuite/bunya/topics/bukyoku/kenkou/suido/kijun/kijunchi.html
14　Arch Inter Med. 2011;171:1061-8
15　Stroke 2013;44:1360-8

第7章
1　Cancer 2008;113:150-7
2　Ann Intern Med. 2005;142:37-46

最後に

「食べたいモノを食べたいだけ食べれば良いじゃないか」

講演をしたり記事を書いたりした時、必ずどこかから返ってくる言葉です。

本書でもたびたび書きましたが、私は基本的には「食べたいモノを食べる」ことには大賛成なのです。

医者が食べ物の話をするとなると、「あれを食べてはいけない」「これを食べなさい」といった指導をイメージされるでしょう。実際、本書でもすすめたい食べ物や控えるべき食べ物をお伝えしてきました。

しかし、基本姿勢としては「食べたいモノを食べる」なのです。

そのうえで、お伝えしたいのは2点、「習慣化されたモノを変えてみる」「カラダに良いと言われているが証明されていないモノを頑張って摂るのはやめる」です。

習慣については、たとえば朝食がわかりやすいでしょう。

精製された現代小麦でつくったパン、トランス脂肪酸たっぷりのマーガリンや糖質過剰なシリアルやジャム、疾患予防のエビデンスが乏しいヨーグルト——これらが好きで、毎日でも食べたいと思って召し上がっている方は良いと思います。

しかし「なんとなく習慣になっている」「健康に良さそう」という理由で漫然と続けてしまっ

ているなら、変えてみることをおすすめしたいのです。

具体的には野菜、そして大豆や魚など、一部のタンパク質を増やすことです。少し手間はかかるかもしれませんが、習慣化してしまえば人間は慣れるもので、あまり苦ではなくなると思います。

そして夕食については、会食や飲み会などがあれば十分に楽しむ（とはいっても、限界はありますが）。その程度のところから、無理なく意識していければ良いと思います。繰り返しになりますが、好きで続けている食生活を無理に大きく変える必要はないでしょう。

2点目は、カラダに良いとされていても効果が実証されていない商品についてです。大量に出回っている、いわゆる健康食品やサプリです。

「証明なんかされていなくたって飲んでも良いじゃないか」――その通りです。

こういった商品を買って試したら体調が良くなったなど実感できるようなら、続けても良いかもしれません――それがたとえ、プラセボ効果だったとしても。

しかし、多くの商品は効果が証明されていませんから（今後、証明されるかもしれませんが）、それを使うことは「人体実験」なのです。医者や研究者が副作用チェックをしてくれない人体実験ですから、とてもリスクの高い行為です。

おそらく多くの商品で重大な副作用は現れずにすんでいますが、表面化しにくい不調や長い年月が経ってからの病気は予見しにくいでしょう。

病院で処方される薬は、こういったチェックが厳しくなされます。

「薬よりサプリ」といった声がよく聞かれますが、薬は効果が証明されているものしか承認されませんし、飲み始めてからは医師による副作用のチェックも行われます。

もちろん薬を飲まないに越したことはありませんが、少なくとも効果も証明されておらず誰も副作用チェックをしない商品に頼るよりは安全と言えます。

そういう意味では、厚生労働省の特定保健用食品（トクホ）や栄養機能食品などはとても問題のある制度だと考えています。国民の健康を守るはずの厚生労働省が、健康被害のリスクを高めてしまっているのです。

とは言っても、その健康食品やサプリの味が好きといった嗜好であれば無理にやめなくても良いと思います（そういう嗜好の方は多くないと思いますが）。

家族や知人には、もし健康食品やサプリを使用していたら、いったんやめてみることをすすめています。それで体調が変わらないようであれば（多くの場合はそうでしょう）、そのままやめてもらっています。

見えない健康被害を避けられるうえに、余計な出費をしなくてすみます。浮いた費用でおいしいモノを食べたり、欲しかったモノを買ったり、行きたいところに旅行に行くほうが良いでしょう。

肥満、高血圧、脂質異常症、糖尿病などは主に食生活に起因して、心血管などの重大な病気に結びつきます。がんも、タバコを除けば食生活が大きく影響します。

これらへの対策として、本書を参考にムリなく改善していただいて、将来の病気を予防し、

最後に

健康長寿が達成していければと願っています。

最後になりましたが、企画の段階から熱心にサポートし、なかなか進まない原稿を辛抱強く待ってくださった冬樹舎の佐藤敏子さんには心より御礼申し上げます。

そして肩や腰の不調があればすぐに治療してくれる、前著の共著者でもあるカイロプラクターの木津直昭先生、そして奥様でおもてなし上手の香里さんとの出会いがあってこその本書です。

それから、仕事や打ち合わせで帰りが遅くなっても笑顔で迎えてくれる、できた妻の亜耶子、生きがいと言っても良い琴、光、翼の3人の子供たちに感謝の気持ちをこめて。

２０１８年１月

稲島　司

【著者プロフィール】

稲島 司 いなじま・つかさ

東京大学医学部附属病院地域医療連携部助教・循環器内科。2003年東京医科大学医学部卒業。東京大学大学院医学系研究科修了（医学博士）。総合内科専門医。循環器専門医。認定産業医、認定健康スポーツ医。野菜ソムリエ。心臓カテーテルをはじめとする循環器内科専門診療にあたるほか、外来診療などで生活習慣病の予防や改善に務める。著書に『血管を強くする歩き方』（共著、東洋経済新報社）、監修した書籍に『長生きしたけりゃパンは食べるな』（フォーブス弥生著、SB新書）などがある。講演会や勉強会は、科学的な根拠のある食事を提唱し、大量の論文を引用しながらも素人にもわかりやすく「落語のようにおもしろい」と評判。

デザイン、図表作成……… **佐藤遥子**

医師が実践する
超・食事術
エビデンスのある食習慣のススメ

2018 年 2 月 7 日 初版第 1 刷発行
2018 年 5 月 24 日 第 3 刷発行

著 者／ 稲島 司
発行者／ 佐藤敏子
発行所／ 冬樹舎
〒 216-0023 神奈川県川崎市宮前区けやき平 1-6-305
TEL 044-870-8126 FAX 044-870-8125
URL http://www.toujusha.com/
発 売／ サンクチュアリ出版
〒 113-0023 東京都文京区向丘 2-14-9
TEL 03-5834-2507 FAX 03-5834-2508
URL http://www.sanctuarybooks.jp/
印刷・製本／ 光写真印刷株式会社

ISBN978-4-86113-874-4
Printed in Japan